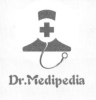

医万个为什么——全民大健康医学科普丛书

春夏秋冬话传染
——传染病防治科普问答

胡三元　总主编

张　纵　主编

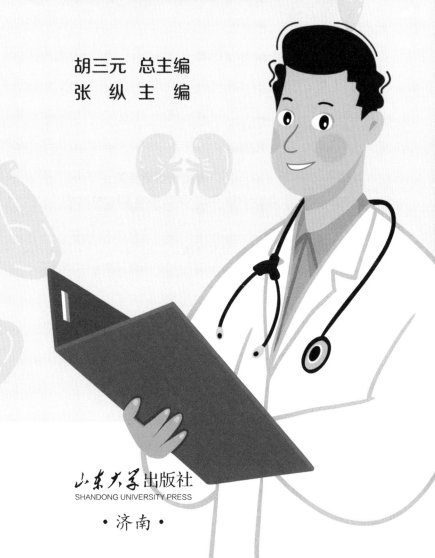

山东大学出版社

SHANDONG UNIVERSITY PRESS

·济南·

图书在版编目(CIP)数据

春夏秋冬话传染:传染病防治科普问答/张纵主编
.—济南:山东大学出版社,2024.6
(医万个为什么:全民大健康医学科普丛书/胡三
元主编)
ISBN 978-7-5607-8085-6

Ⅰ.①春…　Ⅱ.①张…　Ⅲ.①传染病防治－问题解答
Ⅳ.①R183-44

中国国家版本馆 CIP 数据核字(2024)第 085293 号

策划编辑　徐　翔
责任编辑　蔡梦阳
封面设计　王秋忆
录　　音　刘新泽

春夏秋冬话传染

CHUNXIA QIUDONG HUA CHUANRAN
——传染病防治科普问答

出版发行	山东大学出版社
社　　址	山东省济南市山大南路 20 号
邮政编码	250100
发行热线	(0531)88363008
经　　销	新华书店
印　　刷	济南乾丰云印刷科技有限公司
规　　格	720 毫米×1000 毫米　1/16
	14.5 印张　240 千字
版　　次	2024 年 6 月第 1 版
印　　次	2024 年 6 月第 1 次印刷
定　　价	78.00 元

《春夏秋冬话传染——传染病防治科普问答》编委会

主　　编　张　纵　山东省公共卫生临床中心
副 主 编　杜　磊　山东省公共卫生临床中心
　　　　　刘　莉　山东省公共卫生临床中心
　　　　　刘晨帆　山东省公共卫生临床中心
　　　　　熊　瑜　山东省公共卫生临床中心
编　　委　(按姓氏笔画排序)
　　　　　丁艾昆　山东省公共卫生临床中心
　　　　　丁彩红　山东省公共卫生临床中心
　　　　　卜灿灿　山东省寄生虫病防治研究所
　　　　　于　青　山东省公共卫生临床中心
　　　　　于海滨　首都医科大学附属北京佑安医院
　　　　　马书敏　山东省公共卫生临床中心
　　　　　王　灿　山东省公共卫生临床中心
　　　　　王　超　山东省妇幼保健院
　　　　　王用斌　山东省寄生虫病防治研究所
　　　　　仇　方　山东省公共卫生临床中心
　　　　　布学慧　山东省公共卫生临床中心
　　　　　边鹏飞　山东省公共卫生临床中心
　　　　　吕　卉　山东省公共卫生临床中心
　　　　　朱　萍　天津市第三中心医院
　　　　　任玉莲　山东中医药大学附属医院
　　　　　刘彩霞　南京市第一医院
　　　　　许　艳　山东省寄生虫病防治研究所
　　　　　孙小燕　树兰(济南)医院
　　　　　孙鲁艳　山东省公共卫生临床中心

李　玲　山东省公共卫生临床中心

李晓迎　山东省公共卫生临床中心

李雪莲　首都医科大学附属北京胸科医院

李鸿文　山东省公共卫生临床中心

杨传龙　山东省公共卫生临床中心

邱　玲　山东省公共卫生临床中心

张　蒙　山东省公共卫生临床中心

张　磊　上海交通大学医学院附属上海儿童医学中心

张文相　山东第一医科大学附属中心医院

张玉霞　山东省公共卫生临床中心

张志一　复旦大学公共卫生学院

张景遥　山东省公共卫生临床中心

陈素傲　山东省公共卫生临床中心

范　红　山东省公共卫生临床中心

庞　莉　山东省公共卫生临床中心

姚　岚　上海市肺科医院

聂文娟　首都医科大学附属北京胸科医院

徐敏玲　山东省公共卫生临床中心

徐清楠　山东省公共卫生临床中心

高钧明　山东省公共卫生临床中心

郭　悦　复旦大学附属华山医院

涂立锐　山东省公共卫生临床中心

黄　燕　中南大学湘雅医院

黄晓婕　首都医科大学附属北京佑安医院

曹　俊　山东省公共卫生临床中心

崔　蕾　山东省公共卫生临床中心

崔曰红　山东省公共卫生临床中心

程玉华　山东省公共卫生临床中心

程永香　山东省公共卫生临床中心

解双双　山东省公共卫生临床中心

樊伟东　山东省公共卫生临床中心

插图绘画　徐　宁

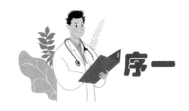

新时代医者的使命担当

——为百姓打造有温度的医学科普

党的二十大报告指出，人民健康是民族昌盛和国家富强的重要标志，要把保障人民健康放在优先发展的战略位置，完善人民健康促进政策。

"科技创新、科学普及是实现创新发展的两翼，要把科学普及放在与科技创新同等重要的位置。"习近平总书记这一重要论述，为新时代医者做好医学知识普及工作指明了前进方向、提供了根本遵循，那就是传播健康理念，力求让主动健康意识深入人心。

"科普，从病人中来，到百姓中去。"山东省研究型医院协会响应国家"全民大健康""科普创新"等一系列战略规划，借助实力雄厚的专家团队，在山东大学出版社的牵头下编纂的"医万个为什么——全民大健康医学科普丛书"问世了。丛书以向人民群众普及医学科学知识，提高全民科学素养和健康水平为根本宗旨，不仅可以在人们心中种下健康素养的种子，还能将健康管理落到实际行动上，让科普成为个人的"定心丸"，成为医生的"长效处方"，进而成为全民大健康的"防护网"。

传递医学科普，是一种社会责任。医道是"至精至微之事"，习医之人必须"博极医源，精勤不倦"，此为专业之"精"；有高尚的品德修养，以"见彼苦恼，若己有之"感同身受的心，策发"大慈恻隐之心"，进而发愿立誓"普救含灵之苦"，这是从医情怀。有情怀，才有品位；有情怀，才有坚持。国际上，很多医学大家也是科普作家。例如哈佛医学院教授、外科医生阿图·葛文德所写的《最好的告别》，传递出姑息治疗的新思路。世界著名的顶级学术期刊《自然》(*Nature*)《科学》(*Science*)创立之初,就秉持科普色彩,直至今日,很多非专业读者仍醉心其趣味性和准确性。在我国,越来越多的医学专家和同仁也开始重视科普宣教,经常撰写科普作品,参加科普访谈,助力科普公益活动,引领大家的健康生活理念,加强疾病预防。

杏林春暖,有百姓健康相托,"医万个为什么——全民大健康医学科普丛书"创作团队带着一份责任和义务,集结 100 多个医学专业委员会,由百余位医学名家牵头把关,近千名医学一线人员编写,秉持公益科普的初心和使命,以心血成此科普丛书。每一本书里看似信手拈来的从容,都是医者从医多年厚积薄发的沉淀。参与创作的医者们带着情怀和担当参与到这项科普工程中,他们躬身实践、博采众长、匠心独运,力求以精要医论增辉杏林。

创作医学科普,是一种专业素养。生命健康,是民生大事。医学科普,推崇通俗,但绝不能低俗。相比于自媒体时代各种信息、谣言漫天飞的现象,这套丛书从一开始的定位就是准确性和科学性,绝不可有似是而非的内容。在内容准确性和科学性的基础上,还力求语言通俗易懂。为此,本系列丛书借鉴"十万个为什么"科普丛书,采取问答形式,就百姓关心的健康问题答惑释疑,指导人们如何科学防治疾病。上到耄耋老者,下至认字孩童,皆能读得懂、听得进,还能用得上,力倡"每个人是自己健康第一责任人"。

推广医学科普,是一种创新传播。科普,不是孤芳自赏,一定要能够打动人心、广泛传播。这就要求有创新、有温度的内容表达方式和新颖的传播形式。内容上,本套丛书从群众普遍关心的问题出发,突出疾病预防,讲述一些常见疾病的致病因素,让读者了解和掌握疾病的预防知识,尽量做到不得病、少得病,防患于未然。一旦得了病,也能做到早发现、早确诊,不贻误病情和错失救治良机。在传播方式上,为了方便读者高效利用碎片化时间,也为了让读者有更多获取健康知识的途径,本套丛书在制作时把每部分内容都录制成音频,扫码即可听书。为保证科普的系统性,丛书以病种划分为册,比如《心血管疾病科普问答》《内分泌与代谢疾病科普问答》《小儿外科疾病科普问答》等,从而能最大限度地方便读者直截了当地获取自己关心的科普内容。最终形成的这套医学科普丛书既方便读者查阅,又有收藏价值,还具有工具书的作用。

　　坚守医学科普，还需要有执着的精神。医学科普的推广、普及并非一日之功，必将是一项长期性、系统性的工程，我们将保持团队的活力和活跃性，顺应时代发展，不断更新知识，更好地护佑百姓健康。

　　这样一群有责任、有情怀、有坚守、有创新的杰出医者为天下苍生之安康所做的这件事，看似平凡，实则伟大。笔者坚信，他们在繁忙的临床、科研、教学工作以外耗费大量心血创作的这套大型医学科普丛书，必将成为医学史上明珠般的存在。不求光耀医史长河，但求为百姓答疑解惑，给每一位读者带来实实在在的健康收益。

中国工程院院士　张远

2023 年 4 月

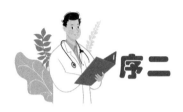

让医学回归大众

欣闻"医万个为什么——全民大健康医学科普丛书",这套由近千名医学领域专家和临床一线中青年医务人员撰写完成的丛书即将付梓,邀我作序,幸何如之。作为丛书总策划、总主编胡三元教授的同窗挚友,能先一睹著作,了解丛书撰述缘由,详读精心编写的医学科普内容,不禁感叹齐鲁医者之"善爱之心"及医学科普见解之独到。

庞大的丛书作者背后是民生温度。从医三十多年,我始终认为大众健康素质和健康意识的提高,是健康中国建设的重要内容。作为医生,应该多写科普类文章,给老百姓普及健康和医学知识,拉近与人民群众的距离,让科普成果切切实实为百姓带去健康福祉。

执好一支笔,写好小科普

医疗是一个专门的领域,由于人体的复杂性,注定了疾病本身往往是非常复杂的。虽然自 19 世纪以来,医学随着科学技术的现代化而飞速发展,人类攻克了很多疾病,但仍有许多疾病严重威胁着人类健康及生活质量。

医防融合是一个老话题,但不应只定格在诊室,还要延伸到诊室外,让医学科普知识融入百姓的日常生活,成为百姓的家居"口袋书",对防病更能起到重要作用。

普通民众的医学知识毕竟有限,在生活水平日益提高的当下,健康无疑是最热门的话题之一,可很多民众的防病及治病方式存在诸多误区,有些方法甚至还有害无益。

得益于互联网传播和智慧医疗的日益发达,许多执业医师走上了科普道路,为民众普及健康常识,提高全民的健康素养。创作医学科普对大众健康有利,而对医者而言,也能丰富自己的知识,精细化自己的思维,在医学求知路上不断前进。"医万个为什么——全民大健康医学科普丛书"作为科普知识的大集锦,依托山东省研究型医院协会雄厚的专家团队,凝聚起了近千名专家和中青年医学骨干力量,掀起"执好一支笔,写好小科普"热潮,在新世纪的今天,可谓功不可没,意义深远。

编好一套书,护佑数代人

科普不仅能够预防疾病的发生,很多已经发生的疾病也能够通过科普获得更好的预后。从这个意义上说,医生做科普的意义绝不亚于治病。从落实健康中国战略,到向世界发出大健康领域的"中国之声",在疾病防治上,我国医者贡献了不少中国智慧和中国方案。

"医万个为什么"脱胎于我们小时候耳熟能详的"十万个为什么"科普丛书,初读就觉得接地气、有人气。丛书聚焦的问题,也全部是与百姓息息相关的疾病疑难解答,全面、权威、可信、可靠。

尤让我耳目一新的是这套丛书创新性地采取了漫画插图以及音频植入的方式,相比单纯的文字阅读,用画图和语音的方式向读者介绍,会更直观。很多文字不易表达清楚的地方,看图、听音频会一目了然、一听而知,能切实助推健康科普知识较快为读者所掌握,不断提升大众对健康科普的认同感,相信丛书出版后,也会快速传播,成为百姓口口相传的"健康锦囊"。

凝聚一信念,擘画大健康

一头连着科普,一头连着百姓;一头连着健康,一头连着民生。

毫无疑问,"医万个为什么——全民大健康医学科普丛书"的编者们举山东之力,聚大医之智,以"善爱之心"成此巨著,已经走在了医学科普传播的最前沿,该丛书在当代医学科普领域堪称独树一帜之作。

我也殷切希望,医者同仁能怀赤子之心,笔耕不息,医防融合,不断践行"让医学回归大众"的使命,向广大人民群众普及医学知识。期待本丛书成为护佑百姓健康的"金字招牌",为助力健康中国建设做出应有贡献。

最后,向山东省研究型医院协会及各位同仁取得的成绩表示钦佩,并致以热烈的祝贺。

中国工程院院士 宁光

2023 年 5 月

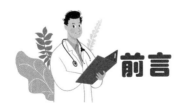 前言

　　传染病不但与人们生命健康密切相关,也会对人类社会的发展产生巨大影响。进入 21 世纪以来的短短 20 余年,就出现了诸如传染性非典型肺炎("非典")、高致病性禽流感、中东呼吸综合征、猴痘等新发突发传染病。尤其是 2019 年突发的新型冠状病毒感染,让人们对传染病有了无法抹去的记忆与感触。

　　"千村薜荔人遗矢,万户萧疏鬼唱歌。"回顾历史可以发现,在我国古代《山海经》中就有关于"瘟、疫、病"的记载。在人类历史上曾发生过包括鼠疫、霍乱、天花在内的无数次传染病大流行。仅 1918 年的世界性流感暴发,就让全球因流感死亡的人数达到 2100 万。可以说传染病给人类社会和生命健康造成的灾难远远超过饥荒、地震、火山爆发、洪水肆虐等自然灾害。

　　在世界历史的发展过程中,人类从未停息与传染病的斗争。

　　在商周时期,人们就已经有了隔离的意识;春秋战国时期,得了麻风病的人需要送到专门的隔离区去,也就是"疠迁所";《牛痘新书》就有接种天花疫苗的记载:"自唐开元间,江南赵氏始传鼻苗种痘之法。"《千金药方》中也有关于强调不要随地吐痰的记载:"常习不唾地。"

　　1865 年,法国微生物学家巴斯德第一次用显微镜发现了致病微生物并将其命名为"病菌",这是人类第一次揭开了"瘟疫"的神秘面纱。1928 年,英国细菌学家弗莱明在实验中偶然发现的青霉素,与 1972 年我国科学家屠呦呦团队提取的青蒿素都成为当时最伟大的发现之一。1798 年发明的"牛痘接种法",使肆虐数千年的天花得到有效控制,1979 年 10 月 26 日世界卫生组织郑重宣布,全球已彻底消灭了天花。随着脊髓灰质炎、乙型肝炎、麻疹等疫苗的发明和使用,这类传染病的发病率明显降低。现在许多传染病都可以通过疫苗接种来进行有效预防。

　　在与传染病的斗争中,人类虽然已取得了巨大胜利,但还面临着许多

困难。例如，对一些传染病的确切传播途径我们还不十分清楚，从而给预防工作带来困难；对许多病毒性传染病，我们还缺乏有效的抗病毒药，如在艾滋病、乙型肝炎的抗病毒治疗中，仍不能达到理想结果；以及如何解决细菌的多重耐药也是我们面临的一个棘手问题。随着社会的快速发展，传染病的疾病谱也出现了许多变化，一些古老的传染病逐渐销声匿迹，还有一些依然蔓延流行，也有个别古老传染病又开始死灰复燃，同时一些新发传染病又悄然袭来。这预示着人类在传染病防控中依然面临很多挑战。

新中国成立后的历史已经证明，有党和政府人民至上的执政理念、优越的社会主义制度，依靠科技进步、依靠广大人民群众的积极参与，我们一定会克服一个又一个的困难，消灭一个又一个"瘟神"。我们编写此书的初衷也正是为了提升广大人民群众的传染病防控知识素养，为我国传染病防控和人民群众的健康尽一份微薄之力。

本书编者以山东省公共卫生临床中心一线医务人员为主，还特别邀请了首都医科大学附属北京佑安医院、首都医科大学附属北京胸科医院、复旦大学附属华山医院、复旦大学公共卫生学院、上海交通大学医学院附属上海儿童医学中心、上海市肺科医院、中南大学湘雅医院、天津市第三中心医院、南京市第一医院、山东省妇幼保健院、山东中医药大学附属医院、山东第一医科大学附属中心医院、山东省寄生虫病防治研究所和树兰（济南）医院等知名医院及医学科研院所的传染病专家和一线医务工作者，根据目前传染病疾病谱的情况，结合个人工作实践经验，并参阅大量文献资料精心编写。在此，对各位专家学者及一线医务工作者的辛勤付出表示衷心感谢！

为了突出国家防控新发突发传染病和重大传染病的大政方针，本书对新发突发传染病、病毒性肝炎、结核病、艾滋病等进行了单独介绍，其余按照病毒性、细菌性和寄生虫传染病进行介绍。本书本着"预防为主，防治结合"的方针，既有现代医学防治理论与方法，又有传统中医经典妙法，力求语言通俗易懂、内容正确实用，冀望对广大群众认知传染病的预防、基本治疗与康复以及家庭处置应对有所裨益；同时，本书也可供其他专业基层医务工作者参阅。

由于编者水平能力有限，难免有所纰漏，不当之处希望读者不吝赐教。

2024 年 5 月

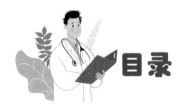

目录

警惕"万能模仿者"梅毒

可望消除的病毒性肝炎

不会慢性化的甲型肝炎

可望攻克的乙型肝炎

武功尽废的"沉默杀手"——丙型肝炎

寄生乙肝的"害虫"——丁型肝炎

常见细菌感染性疾病

常见病毒感染性传染病

不容轻视的麻疹

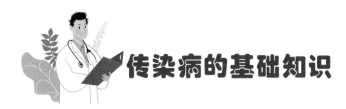

传染病的基础知识

　　说起传染病,人们或多或少都会产生一些恐惧心理。无论是在历史上还是在当今社会,传染病曾无数次侵害人类的健康与生命安全。那么人类在传染病面前是不是就束手无策呢? 当然不是! 随着科技的发展,人类认知和防控传染病的能力也在不断提升。任何事物都有自身的发展规律,传染病也不例外。那下面就和大家谈一谈与人们生活息息相关的传染病吧!

传染病的基础常识与法规要求

　　1.什么是传染病?

　　传染病是由各种病原体引起的能在人与人、动物与动物或人与动物之间相互传播的一类疾病,大部分病原体是微生物,小部分为寄生虫,其中寄生虫引起的又称"寄生虫病"。

　　2.什么是法定传染病?

　　国家传染病防治法规定,发现某些传染病后应按规定时间向当地疾病预防控制部门报告,这类传染病称为法定传染病。国家疾病预防控制部门必须及时掌握传染病的发病情况,及时采取对策。

　　3.传染病和其他疾病有哪些不同?

　　传染病与其他疾病的根本区别在于传染病有四个基本特征,具体如下:
　　第一个特征是传染病的病原体。每一种传染病都有特异性病原体,这些病原体可以是微生物(如细菌、病毒),也可以是寄生虫。
　　第二个特征是传染病的传染性。这是传染病与其他感染性疾病的主要区别。传染性意味着病原体可以通过某种途径感染他人，所以需要对已感染的患者进行隔离治疗。

第三个特征是传染病的流行病学特征。传染病的流行，需要传染源、传播途径和易感人群，有这三个基本条件才能够构成传染和流行。

第四个特征是感染后可获得免疫。免疫功能正常的人在接触传染病病原体之后，都能产生出针对这种病原体或者针对这种病原体毒素的特异性免疫，也就是产生特异性的抗体。有的抗体是具有保护性的，如乙肝表面抗体；有的抗体不具有保护性，只是作为诊断这种病的一个依据，如抗艾滋病病毒（HIV）抗体。这种免疫力差异非常大，有的可以终生免疫，如麻疹和乙型脑炎；有的免疫时间非常短，如流感和菌痢。

4.传染病主要包括哪些传染源？

传染源主要是指体内有病原体生长，而且又能够繁殖，还能够排出病原体的人或者是动物，包括患者、隐性感染者、病原携带者以及受感染的动物。其中传染病患者是大多数传染病重要的传染源；慢性病原携带者无明显临床症状而长期排出病原体，在某些传染病的流行中具有重要意义。

5.什么是病原携带状态？

病原携带状态是指病原体侵入人体后，可以停留在入侵部位或者侵入较远的脏器继续生长、繁殖，而人体不出现任何的疾病状态，但能够携带并排出病原体，成为传染病流行的传染源。这是在传染过程中人体免疫能力与病原体处于僵持状态的表现。

6.病原携带者会传染吗？

按病原体的种类不同，病原携带者可以分为带病毒者、带菌者或带虫者等。

按持续时间的长短可以分为潜伏期携带者、恢复期携带者和慢性携带者。若携带病原体的持续时间短于三个月，一般称为急性携带者；大于三个月则一般称为慢性携带者。另外，感染乙型肝炎病毒超过六个月才算是慢性携带者。

所有的病原携带者都有一个共同的特点，也就是无明显的临床症状而携带病原体。一般越是没有明显症状，传染性越隐蔽，在许多传染病中成为重要的传染源，比如伤寒、细菌性痢疾、霍乱、白喉、流行性脑脊髓膜炎和乙型肝炎等。但并非所有的传染病都有慢性病原携带者，如甲型病毒性肝炎、登革热和流行性感冒等一般不存在慢性病原携带者。

7.传染病患者或病原携带者是否影响就业和办理健康证?

《中华人民共和国就业促进法》第三十条规定:用人单位招用人员,不得以是传染病病原携带者为由拒绝录用。但是,经医学鉴定的传染病病原携带者在治愈前或者排除传染嫌疑前,不得从事法律、行政法规和国务院卫生行政部门规定禁止从事的易使传染病扩散的工作。

《中华人民共和国食品安全法实施条例》第二十三条规定:食品生产经营者应当依照食品安全法第三十四条的规定建立并执行从业人员健康检查制度和健康档案制度。从事接触直接入口食品工作的人员患有痢疾、伤寒、甲型病毒性肝炎、戊型病毒性肝炎等消化道传染病,以及患有活动性肺结核、化脓性或者渗出性皮肤病等有碍食品安全的疾病的,食品生产经营者应当将其调整到其他不影响食品安全的工作岗位。

8.传染病通常有哪些传播途径?

病原体从传染源排出之后,经过一定的方式再侵入其他人,这个过程所经过的途径称为传播途径。同一种传染病会有多种不同的传播方式,不同的传染病也可以通过同一种传播途径来进行传播。常见的传播途径包括空气传播(呼吸道)、水传播、食物传播(消化道)、接触传播、血液体液传播、虫媒传播、土壤传播、医源性传播和垂直传播。只有针对某一种疾病的发生条件、传播途径和传播因素进行详细调查研究,才能有效地控制疾病的流行。

9.个人行为是否会对传染病流行过程产生影响?

人类自身不文明、不科学的行为和生活习惯,也有可能造成传染病的发生与传播,这些行为和习惯往往体现在旅游、集会、日常生活、豢养宠物等过程中。因此,公共场合的卫生防范、居家卫生措施、个人自身的健康教育均有重要意义。

更为重要的是,作为社会一份子一定要做到遵纪守法,服从政府卫生行政部门和疾病预防控制部门的管理,避免因个人因素导致传染病流行,给社会造成财产和健康危害。

10.我国对传染病防治的总体方针和原则是什么?

《中华人民共和国传染病防治法》第二条规定:国家对传染病防治实行预防为主的方针,防治结合、分类管理、依靠科学、依靠群众。

11.我国有哪些甲类传染病?

我国传染病防治法规定甲类传染病是指鼠疫、霍乱。由于这两种疾病对人类社会造成了巨大危害,我国曾分别称为 01 号病和 02 号病。

12.我国有哪些乙类传染病?

乙类传染病包括传染性非典型肺炎、艾滋病、病毒性肝炎、脊髓灰质炎、人感染高致病性禽流感、麻疹、流行性出血热、狂犬病、流行性乙型脑炎、登革热、炭疽、细菌性和阿米巴性痢疾、肺结核、伤寒和副伤寒、流行性脑脊髓膜炎、百日咳、白喉、新生儿破伤风、猩红热、布鲁氏菌病、淋病、梅毒、钩端螺旋体病、血吸虫病、疟疾。

13.我国有哪些丙类传染病?

丙类传染病包括流行性感冒、流行性腮腺炎、风疹、急性出血性结膜炎、麻风病、流行性和地方性斑疹伤寒、黑热病、棘球蚴病、丝虫病,除霍乱、细菌性和阿米巴性痢疾、伤寒和副伤寒以外的感染性腹泻病。

14.我国对传染病是如何分类管理的?

我国根据传染病的流行及危害程度将其分为甲类、乙类和丙类。针对甲类传染病、乙类传染病中的传染性非典型肺炎、炭疽中的肺炭疽、人感染高致病性的禽流感患者或疑似患者或病原携带者按照规范予以隔离,拒绝隔离者可由公安机关协助医疗机构强制隔离。针对乙类和丙类传染病患者,医疗机构应当根据病情采取必要的治疗和控制传播措施。

国务院卫生行政部门根据传染病暴发、流行情况和危害程度,可以决定增加、减少或者调整乙类、丙类传染病病种并予以公布。

15.作为公民应如何遵守履行传染病防治法?

《中华人民共和国传染病防治法》要求全社会都应参与防治传染病。因此,作为公民个人应该主动积极参与传染病防治工作,做好防治传染病的宣传教育、志愿者服务活动。这是我们每个公民应尽的义务。

公民个人必须无条件接受传染病防控措施并如实提供情况。在中华人民共和国领域内的一切单位和个人,必须接受疾病预防控制机构、医疗机构有关传染病的调查、检验、采集样本、隔离治疗等预防、控制措施,如实提供有关情况。当然,疾病预防控制机构、医疗机构不得泄露涉及个人隐私的有关信息。

每个公民发现传染病疫情都要及时报告。个人发现传染病患者或者疑似传染病患者时,应当及时向附近的疾病预防控制机构或者医疗机构报告。

在疫情期间每位公民应做到不信谣、不传谣。传染病防治法规定,甲类、乙类传染病暴发、流行时,县级以上地方人民政府报经上一级人民政府决定,可以宣布本行政区域部分或者全部为疫区;国务院可以决定并宣布跨省、自治区、直辖市的疫区。因此,个人不得随意认定传播不符合实际的所谓疫区疫情。

违反传染病防治法将依法承担法律责任。个人违反传染病防治法规定,导致传染病传播、流行,给他人人身、财产造成损害的,应当依法承担民事及刑事责任。

(张纵　崔蕾　黄燕)

传染病的季节变化

1.什么是传染病的季节变化?

传染病的发生发展具有一定的规律性与季节性。传染源、传播途径和易感人群是传染病发生与流行的三个基本条件,而这三个条件的发生或出现,往往与春夏秋冬的轮回和人类活动相关。有些传染病在冬春季多发;有些传染病在夏秋季多发;有些则在一年四季均可发生;有些仅发生于一年中的某几个月份。

2.为什么急性传染病发病过程具有阶段性?

急性传染病也是由特异性病原体感染导致的,这些病原体在人体内感染、繁殖,与人体免疫系统斗争,最后被清除的过程都存在一定规律,因此病程也表现为阶段性。

急性传染病的发生、发展和转归,通常分为四个阶段:

一是潜伏期：从病原体侵入人体起，至开始出现临床症状为止的阶段，称为潜伏期。每一个传染病的潜伏期都有一个范围（最短、最长），潜伏期通常相当于病原体在体内繁殖、转移、定位、引起组织损伤和功能改变导致临床症状出现之前的整个过程。潜伏期的长短一般与病原体感染的量成反比，与感染的部位、感染的方式和人体的机能状态都有一定的关系。例如，细菌性食物中毒，毒素在食物中已预先生成，所以潜伏期可短至数小时；而狂犬病的潜伏期取决于病毒进入体内部位（伤口），与伤口至中枢神经系统的距离成正比。传染病患者的密切接触者需要进行隔离或医学观察的时间，就是依据传染病的最长潜伏期确定的。

二是前驱期：从起病至症状明显开始为止的时期称为前驱期。在前驱期，患者的临床表现通常不具有特异性，如头痛、发热、疲乏、食欲缺乏等，一般持续1～3天。若为起病急骤者，则没有明显的前驱期。

三是症状明显期：急性传染病患者度过前驱期后，在某些传染病（如脊髓灰质炎、乙型脑炎等）中，大部分患者不出现明显症状，很快进入恢复期，临床上称为顿挫型，仅少部分转入症状明显期；某些传染病（如麻疹）患者则绝大多数转入症状明显期。在此期间该传染病所特有的症状和体征通常都能获得充分表达，如破伤风、猪丹毒等。

四是恢复期：机体免疫力增长至一定程度，体内病理生理过程基本终止，患处症状及体征基本消失，临床上称为恢复期。在此期间，患者体内可能还有残余病理改变或生化改变，病原体还未完全清除，许多患者的传染性还要持续一段时间，但食欲和体力均逐渐恢复，血清中的抗体含量逐渐上升至最高水平。

传染病患者在恢复期结束后，机体功能仍长期未能恢复正常者称为后遗症，主要见于中枢神经系统传染病（如脊髓灰质炎、脑炎、脑膜炎）和一些因重症昏迷导致大脑部分功能受损的患者。

3.为什么冬春季节呼吸道传染病高发？

冬春季节是呼吸道传染病的高发季节，常见的传染病主要有流行性感冒、麻疹、风疹、水痘、百日咳、流行性腮腺炎、猩红热、流行性脑脊髓膜炎等。其原因是冬季气候寒冷，人们多在室内工作和生活，且门窗相对密闭，空气缺乏有效流通，呼吸道传染病又多是经呼吸、咳嗽、打喷嚏时的飞沫传播，因此很容易造成疾病的传播。

另外，在冬季气温寒冷，春季乍暖还寒，气候变化无常，人们的整体免疫力以及呼吸道的防御能力有所下降,这也是造成冬春季节呼吸道传染病高发的一个重要原因。

4.冬春季节家庭中应如何预防呼吸道传染病?

呼吸道传染疾病多发于冬春季节,且易出现局部流行甚至大流行,大家要做好预防措施,主要有以下几点:

(1)室内要经常开窗通风换气、保持空气畅通,即使天气寒冷也要保持按时通风。

(2)使用空调要经常清洗过滤网,避免细菌滋生引起室内空气污染。

(3)勤打扫室内环境卫生,保持环境清洁,注意个人卫生,勤洗手、勤换衣,勤晒衣服和被褥等。

(4)随气温变化及时增减衣服。

(5)饮食多样化、保持膳食平衡,保证营养平衡。

(6)规律进行体育锻炼,增强体质,保持机体免疫力。

(7)有针对性地提前接种疫苗。

(8)尽量不去人多的密集环境,尤其不要去医院探视发热及呼吸系统疾病患者,如果无法避免上述情况,请外出时规范佩戴口罩。

(9)出现发热呼吸道传染病的预兆应及时到医院诊治,注意进行自我隔离,避免传染他人。

5.为什么夏秋季节消化道传染病发病率较高?

夏秋季消化道传染病高发且易引起流行。其主要原因是夏秋季气温往往较高,细菌等病原微生物容易滋生,人们喜欢进食的生冷食物容易被污染。消化道传染病患者的粪便内含有大量病原体,未经处理的粪便会污染周围环境,并通过水、食物、手、苍蝇、蟑螂等媒介经口感染,其中水源污染范围大往往引起大流行。

夏秋季节常见的传染病主要有:由细菌引起的细菌性痢疾、细菌性食物中毒、伤寒与副伤寒、霍乱等;由病毒引起的甲型肝炎、戊型肝炎、脊髓灰质炎、流行性乙型脑炎;还有原虫引起的阿米巴性痢疾、疟疾等。还有一些传染病与夏季暴雨及秋收活动有关,比如钩端螺旋体病、肾综合征出血热等。

6.夏秋季节如何预防消化道传染病?

夏秋季消化道传染病感染后往往会出现腹痛、腹泻等严重症状,不仅给自己增加痛苦,有时还会引起传播流行,给家庭和社会带来负担甚至严重后果。而这些疾病是可以通过科学规范的行为进行预防的,主要预防措施包括以下几点:

(1)注意个人卫生,勤洗手,尤其饭前便后务必洗手。

(2)不喝生水,不吃半生食物,生吃瓜果蔬菜时要彻底洗净。

(3)不吃气味或味道异常及腐烂变质的食物。

(4)避免生熟食物混放,切生熟食时不使用同一案板和菜刀。

(5)妥善保管食物,防蝇防尘,剩余食物要冷藏,隔餐食物应彻底加热后再食用。

(6)发现自己或身边家人出现发热、腹泻等症状应及时就诊,并配合医院检查和隔离。

(张纵　崔蕾　黄燕)

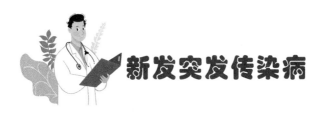

新发突发传染病

　　20世纪80年代以来,全球大约以每年一种或一种以上的速度出现新发突发传染病,特别是近20年以来,陆续出现了传染性非典型肺炎、高致病性禽流感、新型冠状病毒感染、猴痘等疾病,造成严重的公共卫生问题。流感在历史上有过六次大流行,每年秋冬季节都会造成大量散发病例,由于发病率很高,因此流感和流感相关性肺炎会造成大量人口死亡。

突然来袭的新对手——新型冠状病毒

　　冠状病毒是一类病毒的总称,因在显微镜下形状像皇冠一样而得名。2019新型冠状病毒(2019-nCoV)是2019年暴发的具有人传人特点的急性呼吸道传染病,传染力很强,与非典病毒(SARS病毒)、中东呼吸综合征病毒(MERS病毒)一样属于共患类病毒。感染该病毒症状一般为发热、乏力、干咳、逐渐出现呼吸困难,严重者表现为急性呼吸窘迫综合征、脓毒症休克、难以纠正的代谢性酸中毒和凝血功能障碍,且在传播过程中频繁发生基因突变。不过,世界卫生组织(WHO)已于2023年5月5日宣布新型冠状病毒感染疫情不再构成国际关注的突发公共卫生事件。

1.什么是新型冠状病毒?

　　新型冠状病毒属于β属的冠状病毒,是一种单链核糖核酸(RNA)病毒,有包膜,颗粒呈球形或椭圆形,常以多形性的姿态出现。病毒由RNA和蛋白构成,里面蛋白衣壳将RNA包裹在其中,从而保护容易降解的RNA。它的直径为60～140纳米,尽管体积微不足道,却具有不容小觑的破坏力。

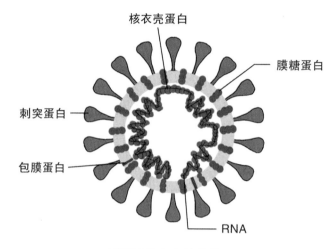

新型冠状病毒结构模式

2.如何消灭新型冠状病毒？

新型冠状病毒在各种物体表面上的存活时间差异很大。常温条件下，它在气溶胶中可以存活 3～16 个小时，在厚纸板和钞票上能存活 1～2 天，在不锈钢和塑料表面上最长能存活 3～4 天，而在面巾纸上只能存活约 30 分钟。这种病毒对紫外线和热非常敏感，在 56 ℃下加热 30 分钟或使用乙醚、75％乙醇、含氯消毒剂、过氧乙酸和氯仿等脂溶剂都可以有效地灭活病毒。

3.新型冠状病毒传染性强吗？

新型冠状病毒具有极强的传染性，患者和无症状感染者均具有传染性，发病后 3 天内传染性最强。为了有效管理传染源，快速筛查和及时隔离是必不可少的措施。对于已经接触过感染者的人，进行医学观察也是非常重要的。对于公众来说，保持社交距离、勤洗手、戴口罩等措施也是有效的预防方法。这些措施可以减少病毒的传播，降低感染病毒的风险。

4.新型冠状病毒是如何传播的？

(1)经呼吸道飞沫和密切接触传播是主要的传播途径。

(2)在相对封闭的环境中经气溶胶传播。

(3)接触被病毒污染的物品后也可造成感染。

5.感染新型冠状病毒后都有哪些症状?

该病主要表现为咽干、咽痛、咳嗽、发热,部分患者可伴有肌肉酸痛、嗅觉味觉减退甚至消失、鼻塞、流涕、腹泻、结膜炎等。少许患者病情持续进展,并一直发热,以及出现肺炎相关表现。

儿童和成人在感染新型冠状病毒后的症状比较相似,其中高热相对常见;部分患儿症状不典型,表现为呕吐、腹泻等消化道症状,或仅表现为反应差、呼吸急促,少数可出现声音嘶哑、喘息、肺部哮鸣音,但热性惊厥较少见。令人惊讶的是,少数儿童感染后可能会出现发热伴皮疹、眼结膜充血、凝血功能障碍等多系统炎症综合征。

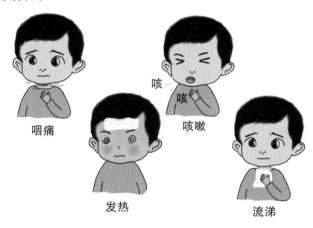

咽痛　　咳咳咳嗽　　发热　　流涕

6.新型冠状病毒感染与普通感冒有什么区别?

普通感冒通常是呼吸道病毒惹的祸,比如常见的鼻病毒、呼吸道合胞病毒、副流感病毒等。它与新型冠状病毒引起的症状很像,都是从发热、流鼻涕、咳嗽、咽喉痛开始,还可能会出现其他系统的症状,如呕吐、腹泻、胸闷、胸痛等。这个过程中,新生儿和儿童可能会表现得不那么明显。

与普通感冒不同,随着病情进展,新型冠状病毒感染可能会导致呼吸困难,如呼吸过快或过慢,呼吸过深或过浅,婴幼儿或新生儿可表现为张口呼吸、喘息、呻吟、鼻翼翕动、点头呼吸,甚至出现口唇和面色的改变。而普通感冒则一般不会导致呼吸困难。另外,新冠病毒感染可能会导致某些人患上更严重的疾病。

7.新型冠状病毒感染人体后会经过几个阶段?

新型冠状病毒感染人体后,会经过潜伏期、发病期、康复期三个阶段。

　　潜伏期是患者刚刚感染病毒的阶段,初期没有病毒排出或病毒载量较低,很难通过聚合酶链式反应(PCR)测试检测到,不具有传染性或传染性很小;后期随着病毒量的增加,可以检测到阳性结果,传染性变强。

　　发病期病毒载量高,PCR 测试能检测到阳性结果,这个阶段传染性高。

　　康复期是人体免疫系统逐渐战胜、杀灭病毒的过程,通过细胞免疫、体液免疫有效抑制病毒在体内增殖的阶段,病毒载量逐渐下降,持续的 PCR 检测能够追踪到从阳性到阴性、Ct 值从低到高的过程。但有些患者会出现将失活病毒排出体外的现象,PCR 能再次检测到阳性,但绝大多数不具备传染性。

　　另外,有些一直不发病的感染者,被称为无症状感染者。

8.核酸检测结果是否会出现假阴性?

　　会出现假阴性,主要原因如下:

　　(1)感染的不同时期,病毒在人体不同部位载量存在差异,从样本类型的病毒载量来看,肺泡灌洗液(BALF)(最优)＞深咳痰＞鼻咽拭子＞口咽拭子＞血液。因此,如果某些患者口咽部或鼻咽部细胞中病毒量较少或极低,只取口咽部或鼻咽部样本就检测不到病毒核酸。

　　(2)样本采集不规范。

　　(3)样本转运、保存或灭活方法不当,导致 RNA 降解。

　　(4)病毒基因序列发生变异。

9.什么是抗原检测? 在家行抗原检测前应如何准备?

　　抗原检测是指应用新型冠状病毒特异性抗体直接检测样本中的病原体,其结果可作为早期确认该病原体感染与否的直接证据。其敏感性与感染者病毒载量呈正相关,病毒抗原检测阳性,支持感染了新冠病毒,但呈阴性时不能完全排除感染的可能。

　　抗原自测前准备:

　　(1)用流动水或手部消毒液清洗双手。

　　(2)仔细阅读配套说明书和注意事项。

　　(3)检查抗原自测试剂保质期,鼻拭子、采样管、检测卡等内容物是否有缺失或破损。检测一般要求在 14～30 ℃常温条件下进行,避免过冷、过热、过度潮湿环境导致检测结果异常。抗原检测卡拆除包装后置于平坦、清洁处(注:2～14 岁的患儿应由其他成人代为采样;14 岁以上的患者可自行进行鼻腔拭子采样)。

10.抗原检测和核酸检测分别有什么优缺点？

抗原检测更方便、快捷，但敏感性稍差。

核酸检测更复杂，获取结果时间长，但敏感性更高。

11.确诊感染新型冠状病毒时有哪些居家治疗措施？

一般治疗：①积极控制高热。体温超过 38.5 ℃伴有明显不适者，可采用物理降温（温水擦浴、使用退热贴等）或应用退热药物治疗。②痰多且黏稠者应及时进行祛痰治疗，可口服祛痰药物，保持呼吸道通畅，必要时吸氧。③适当多休息，保证充分的热量和液体摄入。

抗病毒治疗：比如按医嘱服用奈玛特韦/利托那韦片组合包装、阿兹夫定、莫诺拉韦胶囊等抗新冠病毒药物。

持续高热大于 3 天或（和）咳嗽、气促不缓解，或静息状态下吸空气时指氧饱和度≤93％者，应及时就医。

12.鼻腔盐水冲洗可预防新型冠状病毒感染并加速阳性患者转阴吗？

研究表明奥密克戎变异株病毒主要集中于鼻咽部，很少会侵犯到肺部。

通过生理盐水或含有碘的消毒液体冲洗鼻腔后，可以使病毒量快速下降，从而加速患者的病毒检测结果转阴。但要注意不能单纯用清水、自来水进行鼻腔冲洗。

通过临床对照研究发现，经过鼻腔冲洗的患者，其病毒检测转阴时间大大缩短，住院时间也缩短了 5 天。

13.哪些人群是重型或危重型高危人群？

（1）60 岁以上的老年人。

（2）有心脑血管疾病（含高血压）、慢性肺部疾病、糖尿病、慢性肝脏、肾脏疾病、肿瘤等基础疾病者。

（3）免疫功能缺陷者，如艾滋病患者、长期使用皮质类固醇或其他免疫抑制药物导致免疫功能减退。

（4）肥胖人群[体重指数（BMI）≥30 kg/m^2]。

（5）晚期妊娠和围产期女性。

（6）重度吸烟者。

14.新型冠状病毒肺炎预后如何,有什么后遗症吗?

多数患者预后良好,少数老年人、有慢性基础疾病者、晚期妊娠和围产期女性、肥胖人群病情危重。

目前的研究表明,新型冠状病毒肺炎没有出现非常严重的后遗症,大部分都是处于健康或一定程度亚健康状态,部分患者的肺和肾脏与患病之前相比有一些损伤,如有的患者会出现肺、肾脏纤维化。

15.针对新型冠状病毒如何做好个人防护?

(1)勤洗手,保持手卫生。减少接触公共场所的公共物品,从公共场所返回、咳嗽、饭前便后、接触或处理动物排泄物后,应使用肥皂或洗手液并用流动水洗手(推荐使用七步洗手法),或使用含75%酒精的消毒产品清洁双手。避免用手触摸眼睛、鼻或口。咳嗽或打喷嚏时要用纸巾或手肘捂住口鼻。

七步洗手法

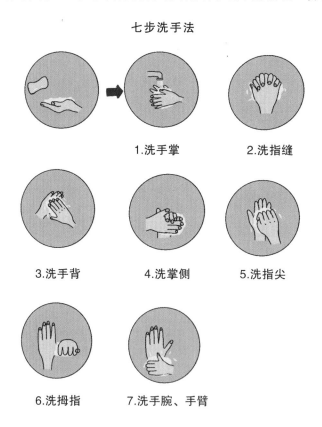

1.洗手掌　　2.洗指缝

3.洗手背　　4.洗掌侧　　5.洗指尖

6.洗拇指　　7.洗手腕、手臂

（2）佩戴口罩。外出时，进入密闭、公众场所和人群密集场所均要佩戴口罩。

（3）保持社交距离，尽量减少到人群密集场所活动，避免接触呼吸道感染患者。

（4）适量锻炼、规律休息、保持良好的身心状态，可以提升免疫力，更好地抵御细菌、病毒的入侵；注意保持室内环境卫生和空气流通。如有发热、呼吸道感染症状，应及时到医疗机构就诊。

（5）接种新型冠状病毒疫苗（简称"新冠疫苗"）。

16.对物品表面进行消毒时应选择何种消毒剂？

中国疾控中心表示对物品表面进行消毒时可以选择含氯消毒液（比如 84 消毒液）、过氧化氢等消毒剂或消毒湿巾擦拭。

不过需要注意的是，84 消毒液的有效成分是次氯酸钠，对皮肤具有强腐蚀性，必须稀释后才能使用，皮肤如果接触到未稀释的 84 消毒液，会出现局部烧灼、红肿、溃烂等皮肤问题；经常用手接触 84 消毒液，还可导致手掌大量出汗，指甲变薄。

17.一些老年人及有基础疾病的患者因为担心新冠疫苗的不良反应而迟迟不接种，这种做法对吗？

这种做法肯定是不对的。首先，新冠疫苗严重的不良反应发生率大概是在百万分之一，或者比这个水平更低；其次，重症和死亡主要发生在有慢性基础性疾病者和老年人当中，只要不是疾病急性发作期、没有严重过敏及符合条件的老年人都应尽快接种新冠疫苗。

另外需要强调的是，严重过敏指过敏性休克、喉头水肿窒息等，常见的荨麻疹、鼻炎都不能算是对疫苗有严重过敏史。

18.儿童接种新冠疫苗安全吗？

儿童接受新冠疫苗接种是安全且可靠的。目前，我国已经批准在 3～17 岁年龄段的未成年人紧急使用新冠病毒灭活疫苗，在接种疫苗后，大部分儿童可能会产生一些轻微的局部反应，如局部的疼痛和红肿等。然而，这种全身性的反应非常少见，极少数的儿童可能会出现发热等现象，但这些症状通常会在接种后 1～2 天内自然缓解，无须过于担忧。如果孩子出现了严重的症状，如持续高热不退，或症状持续加重，建议家长及时带孩子就医，并接受对症治疗。

19.可以混合接种不同类型的新冠疫苗吗?

各类不同的新冠疫苗拥有独立的接种程序,这主要取决于疫苗的类型和生产工艺,它们在接种方法、接种剂量和接种时间间隔上均有所不同。尽管没有特定的规定表明不允许使用不同种类的新冠疫苗混合接种或进行补种,但由于各类疫苗在研发阶段所针对的病毒株以及生产工艺存在差异,因此,不建议这样做。

20.现有的新冠疫苗对变异毒株有效吗?

疫苗接种的重要性不仅仅在于预防疾病,更在于提高人群的免疫水平。对于新冠病毒变异株,国内外相关科学研究和疫情防控实践表明,现有疫苗仍然有良好的预防和保护作用。

21.接种新冠疫苗有哪些禁忌证?

(1)对疫苗的活性成分、任何一种非活性成分、生产工艺中使用的物质过敏者,或以前接种同类疫苗时出现过敏者。

(2)既往发生过疫苗严重过敏反应(如急性过敏反应、血管神经性水肿、呼吸困难等)者。

(3)患有未控制的癫痫和其他严重神经系统疾病(如横贯性脊髓炎、急性炎症性脱髓鞘性多发性神经病、脱髓鞘疾病等)者。

(4)正在发热者,或患急性疾病,或处于慢性疾病的急性发作期,或未控制的严重慢性病患者。

(5)妊娠期妇女。

22.新冠疫苗能否与其他疫苗同时接种?

暂不推荐与其他疫苗同时接种,其他疫苗与新冠疫苗的接种间隔应大于14天。当因动物致伤、外伤等原因需接种狂犬病疫苗、破伤风疫苗、免疫球蛋白时,可不考虑与新冠疫苗的接种间隔。

(范红　王超　张磊　刘莉)

来时凶凶,去时轻轻——传染性非典型肺炎

2002 年一种病毒悄然来袭,它是一种新的病原体——冠状病毒,可导致患者出现发热、胸闷、气促甚至窒息。传染性非典型肺炎(非典)无特效治疗手段,重症患者居多,一时间人心惶惶。我国专家经过对首例病例进行追溯,找到了病毒的真正宿主——中华菊头蝠。对于冠状病毒,现在的大家并不陌生,但是在当时,人们对于冠状病毒所知甚少。后来,经过科学家的研究,逐渐认识到这种病毒的特点并采取了相应的防控措施。非典的主要传染源是患者,通过有效的隔离、治疗及广大民众的共同防护,2003 年夏天非典病毒很快就销声匿迹了。

1.什么是传染性非典型肺炎? 它是由什么导致的?

传染性非典型肺炎又称"非典""严重急性呼吸综合征"(SARS),它是一种传染性很强的急性呼吸道疾病,在我国属于乙类传染病,但按甲类传染病进行防控。

2003 年 4 月 16 日,世界卫生组织正式宣布引起非典的病原体是一种新的冠状病毒,并命名为 SARS 病毒。它非常独特,以前从未在人类体内发现过。

2.SARS 病毒是如何感染人体的?

全球首例 SARS 患者是一名客家菜的厨师,我国专家从首例病例追溯到了果子狸,进而找到了病毒真正的宿主——中华菊头蝠。通过研究,研究人员推测,最初可能是圈养的果子狸通过直接接触蝙蝠而感染了非典病毒,也有可能是在其被捕获之前就感染了病毒,所以,目前对于来源没有明确定论。另外,猴和蛇等野生动物也是 SARS 的中间宿主。

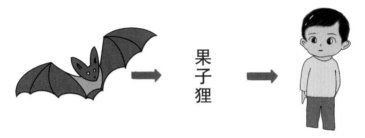

SARS 感染途径

3.SARS 有哪些传播途径？

SARS病毒的传播途径为呼吸道传播和密切接触传播。患者的呼吸道分泌物排出体外,通过空气飞沫传播或是接触了被病毒污染的物品。

4.得了 SARS 会有哪些症状？

(1)发热:非典初期患者体温一般都高于 38 ℃,且高烧不断,伴随关节、肌肉酸痛及畏寒等症状,应用退烧药效果不理想。

(2)胸闷咳嗽:初始会有咳嗽、咽喉肿痛等现象,经常上气不接下气,之后就会出现胸闷、气短等情况,再之后就会逐渐出现呼吸加速、急促甚至窘迫,严重的话还有可能出现窒息的情况。

5.得了 SARS 会有后遗症吗？

会,SARS的后遗症有肺功能障碍、肝肾功能损害、骨质疏松和股骨头缺血性坏死等。缺血性骨坏死的发生率达 5.4%～53.5%,以 SARS 恢复后的 3～6个月为高峰期,其发生原因与患者使用大量激素及 SARS 病毒本身有一定关系。

6.SARS 病毒是否已灭绝？

2002 年 11 月 SARS 于广东突然发生,2003 年 7 月后,除实验室感染和广州的小流行外,未再有新发病例报道。

7.SARS 为何会消失？

据研究,SARS病毒起源于中华菊头蝠,果子狸充当了将 SARS 病毒传向人类的媒介,与新冠病毒相比,SARS 病毒的传播能力存在重大"缺陷"。SARS病毒最显著的特征之一就是患者病情重,几乎所有的感染者都会涉及下呼吸道,并导致胸闷、呼吸窘迫。

与新冠病毒不同,SARS 病毒感染后在潜伏期内几乎不会向体外排毒,所以普通人群发生隐匿性感染的概率小,发病后症状典型,可以及时得到识别和隔离,大大减少了感染者向易感者的传播。所以,尽管 SARS 病毒来势汹汹,在大家还没有认识它的时候形成了相当规模的流行,并引起了大众的恐慌。但是当人们认识到这种病毒的特点并及时采取了针对感染者的防控措施后,几乎完全阻断了感染者向易感者的传播,从而迅速结束了这场疫情。

(李程　朱萍)

让人谈"禽"色变的禽流感

高致病性禽流感在人类中相对罕见,但患者通常表现出严重的呼吸道症状,包括高热、咳嗽、呼吸困难和肺炎等。有些患者可能会出现腹泻、腹痛、头痛和肌肉疼痛等其他症状。由于高致病性禽流感病毒变异能力较强,可能会导致人与人之间的传播,这加大了疫情控制的挑战。

1."禽流感"名字的由来及病原体是什么?

1878 年,意大利学者最早报道了历史上称为"鸡瘟"的禽流感;1955 年,科学家根据病毒颗粒核蛋白抗原特性首次证实禽类感染的流感病毒为甲型流感病毒;1959 年,研究人员在苏格兰的发病鸡场中分离到第一株 H5 病毒(H5N1),而此前分离的均为 H7 亚型;1961 年,研究人员从南非发病的燕鸥中分离到第二株 H5 毒株,首次报道了从野禽中获得的具有致病力的流感病毒;1981 年,第一届国际禽流感学术会议上废除了"鸡瘟"这一名称,改称"禽流感"。

人感染高致病性禽流感 A(H5N1)(简称"人禽流感")是人类在接触该病毒感染的病禽、死禽,或暴露在被该病毒污染的环境后发生的感染。H5N1 病毒结构与人甲型流感病毒相同,是多型性囊膜病毒,常为球形,病毒颗粒直径为 80～120 纳米。

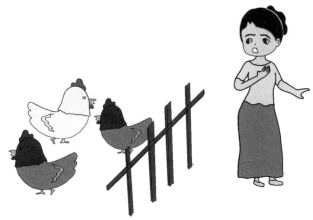

禽流感——从禽类到人的感染

2. 哪些动物会携带禽流感病毒?

目前发现的 H5N1 流感病毒的宿主有:①禽类:鸡、火鸡、鸭(野鸭)、鹌鹑、鹅、鸽、斑头雁、黑头雁、黑头鸥、鱼鹰、麻雀等;②哺乳类:人、猪、猫、虎和豹等。

3. 能直接感染人的禽流感病毒有多少种,H 和 N 分别代表的意义是什么?

能直接感染人的禽流感病毒有 10 种,分别是 H5N1、H5N6、H7N1、H7N2、H7N3、H7N4、H7N7、H7N9、H9N2 和 H10N3,这些病毒能不断跨种传播,再次大流行的风险始终存在。

H 和 N 都是指病毒的糖蛋白(蛋白质),其中 H 是血凝素(HA),N 是神经氨酸酶(NA)。由于这两种糖蛋白容易发生变异,因此,根据糖蛋白变异的情况,血凝素分为 H1~H15 十五个不同的型别,神经氨酸酶分为 N1~N9 九个不同的型别,其中 H5 与 H7 为高致病亚型。

4. 哪些人群易感染禽流感?

从事屠宰、加工、饲养、贩卖、诊治家禽工作的职业人员,可能暴露于动物和人禽流感病毒或潜在感染性材料的实验室职业人员,未采取严格的个人防护措施处置动物高致病性禽流感疫情的人员,未采取严格的个人防护措施诊治、护理人禽流感或疑似、临床诊断或实验室确诊病例的医护人员,以上人群都属于易感人群。

5. 人禽流感的潜伏期是多长时间? 感染后多久产生保护性抗体?

人禽流感暴露后发病的潜伏期定义尚待确定,目前多以病例的末次暴露时间与发病时间的间隔来估计,一般为 1 周以内。

人禽流感患者血清中的保护性中和抗体在感染后 2 周左右达到高峰,抗体的高峰滴度可维持约 2 个月,其传染性在机体形成中和抗体之后大大减弱。

6. 胎儿会感染人禽流感吗?

因为人禽流感病毒还存在于胎盘的巨噬细胞和细胞滋养层细胞中,并可穿过胎盘屏障感染胎儿,所以胎儿也会感染禽流感。

7.人禽流感患者有哪些常见的症状?

人禽流感患者临床上常见的症状有高热、咳嗽、咳痰、呼吸困难等,其中呼吸困难呈进行性加重,可在短时间内出现急性呼吸衰竭;多数患者表现为流感样症状,如肌痛、咽痛、流涕等,还有消化系统症状,如呕吐、腹痛、腹泻等;个别患者在发病过程中还会出现精神神经症状,如烦躁、谵妄。

如上述症状不缓解,病情仍持续发展则可发生一系列并发症,包括呼吸衰竭、纵隔气肿、气胸、心肌炎、心力衰竭和肾衰竭等。重症肺炎恢复者可见原有病变部位肺纤维化。

8.禽流感传染人有哪些途径?

一种是吸入传播,吸入具有传染性的飞沫或飞沫核;另一种是接触传播,直接接触或间接接触污染物,将病毒接种到患者的上呼吸道或结膜的黏膜上。目前的多数证据表明,存在禽—人传播、环境—人传播和母—婴间垂直传播,是否存在人与人之间的传播尚不明确。

9.禽流感为何易变异?

禽流感病毒属分节段 RNA 病毒,不同毒株间有很高的基因重组率,抗原性变异的频率也很快,其变异的主要方式是抗原漂移和抗原转变。抗原漂移可引起血凝素和(或)神经氨酸酶的次要抗原变化,而抗原转变可引起血凝素和(或)神经氨酸酶的主要抗原变化。单一位点的突变就能改变表面蛋白的结构,因此也改变了它的抗原或免疫学特性,导致产生具有抗原性的变异体。而当细胞感染两种不同的流感病毒颗粒时,病毒的八个基因组片段可以随机互相交换,发生基因重排,且通过基因重排有可能产生高致病性毒株。基因重排只发生于同类病毒之间,它不同于基因重组。这也就是流感病毒容易发生变异的原因。

10.怎样预防禽流感?

健康的生活方式对预防禽流感非常重要,除日常注意环境卫生和个人卫生之外,还要注重饮食卫生。进食禽肉、蛋类要彻底煮熟,加工、保存食物时要注意生、熟分开,不生食禽肉和内脏,解剖活(死)家禽及其制品后要彻底洗手。

在发现疫情时,应尽量避免与禽类接触,尤其是儿童应避免密切接触家禽和野禽;注意生活用具的消毒处理,禽流感病毒不耐热,100 ℃下 1 分钟即可灭活,对干燥、紫外线照射以及汞、氯等常见消毒药都很敏感。若有发热及呼吸道症状,应戴上口罩,尽快就诊,并切记告诉医师发病前有无旅行史或与禽类接触史。一旦患病,应在医生指导下治疗和用药,多休息、多饮水,注意个人卫生。

(解双双　刘彩霞)

超级变形病毒——流感

流行性感冒(简称"流感")是一种由流感病毒引起的急性呼吸道疾病,传染性强。流感病毒的亚型较多,每年都会引起季节性流行,而且有引发大流行的可能,特殊人群容易重症化甚至死亡,严重威胁人类健康。在我国,根据统计数据估计,平均每年因流感样疾病就诊的患者有 340 万,因流感相关呼吸系统疾病导致死亡的人数约有 8.81 万,所以流感病毒不容小觑。

1.流感是由什么引起的,为什么有时候打完疫苗还是会得流感?

流感是由流感病毒感染引起的,导致人流感的病毒主要有甲型(A 型)、乙型(B 型)、丙型(C 型)三个型别。病毒颗粒表面有血凝素抗原(H)和神经氨酸酶抗原(N),H 抗原有 18 种,N 抗原有 11 种,甲型流感病毒可按照 H 和 N 抗原的不同组合进一步分为各种亚型,理论上可多达 198 个亚型,如果 H 和 N 抗原一旦发生重大变异或重组,就可能引发流感大流行。甲型流感病毒导致每年季节性流行的主要是 H1N1 和 H3N2 亚型;乙型流感病毒分为 Victoria 和 Yamagata 两个系,每年和甲型流感病毒的 H1N1、H3N2 亚型共同循环引起季节性流行。丙型流感病毒仅呈散发感染。

为什么有时候打完流感疫苗还是得了流感,一是因为任何疫苗的保护率都不是 100%,二是因为流感病毒的亚型多、变异速度快,每年注射的疫苗都是针对当年流行毒株进行研制的。所以,接种流感疫苗之后,如果再接触到的流感病毒是相同或者相似的,则可产生保护作用;如果接触到的流感病毒变异比较大,则起不到保护作用。

2.流感的传播途径有哪些?

流感的传播途径包括呼吸道飞沫传播和接触传播。流感病毒对紫外线和热敏感,一般 56 ℃30 分钟就可以灭活病毒。另外,家庭中常备的乙醇、碘伏、碘酊等常用消毒剂也可以杀灭病毒。

3.流感为什么好发于冬春季?

冬春季气温较低,人体免疫功能下降,而且在有暖气的环境下人们更容易聚集在室内,空气流通不好,病毒更容易传播。而夏秋季因为气温适宜,人们更愿意到户外活动,空气流通,病毒传播的环境相对较差,再加上人体免疫功能相对较好,所以流感在夏秋季相对较少。

4.哪些人容易得流感?

人群对流感病毒普遍易感,即使是健康人也容易感染,所以每年注射流感疫苗很有必要。

5.出现症状后,怎样区别流感和普通感冒?

普通感冒一般起病慢,咳嗽、鼻塞、流鼻涕等上呼吸道症状比较明显,发热通常为低热,而头痛、肌肉酸痛、疲乏等全身中毒症状较轻,无季节性。

流行性感冒有明显季节性,在我国北方,流感的高发季节为秋冬季,为每年10月至次年5月,南半球的流感季节是每年的4～9月,热带地区全年都可能发生。

流行性感冒的潜伏期一般为1～7天,多为2～4天。流感的症状有高热(可达39～40 ℃)、疲乏、头痛、肌肉酸痛、流鼻涕、咳嗽及喉咙痛等,儿童还可以表现为恶心、呕吐和腹泻等消化道症状。年幼的儿童、年长者以及慢性病(如肺部疾病、糖尿病、癌症、肾病或心脏病)患者容易合并并发症(如肺炎、脓毒症休克、心脏损害等),使病情重症化,甚至出现死亡。

6.怎样居家判断流感病情是轻还是重?

如果在疾病过程中出现以下情况之一,则视为重症:

(1)患者超过3天高热不退并伴有剧烈咳嗽、咳痰(脓痰或血痰)或者胸痛。

(2)患者呼吸变快,感觉呼吸困难,嘴唇发紫。

(3)患者神志发生改变,如变得嗜睡、反应慢、烦躁、惊厥等。

(4)患者有严重消化道症状,如上吐下泻,出现脱水。

(5)患者出现肺炎并发症。

(6)患者原有的基础病明显加重。

7.得了流感后该怎样治疗？

(1)轻症病例可以居家隔离,充分休息、适当饮水,进食清淡、易于消化食物,保持房间通风;高热患者可以使用物理降温和服用退热药物。咳嗽、咳痰患者可应用止咳化痰药物。密切观察病情变化,尤其是高危人群应尽早就医。

(2)抗病毒治疗:重症或易变为重症的高危人群,应尽早(发病 48 小时内)给予抗流感病毒治疗,不必等待病毒检测结果,超过 48 小时后仍可服用,但效果大打折扣。目前常用的抗病毒药物为奥司他韦、扎那米韦、帕拉米韦等。

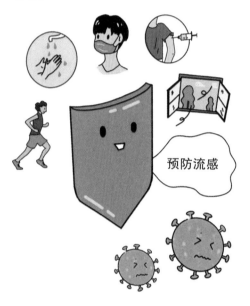

预防流感

8.如何预防流感？

大家应增强体力、提升免疫力;居住环境应常通风,流感高发季尽量减少到公共场所的频率;咳嗽、打喷嚏要用纸巾等遮住口鼻,保持手卫生。其中,比较重要的一点是疫苗的接种。流感疫苗是预防流感最经济有效的措施,为有效预防流感,需要每年秋季接种一次流感疫苗。接种疫苗后产生抗体需 2～4 周的时间,6～8 个月后抗体滴度开始衰减,所以建议尽早接种。

9.流感疫苗要接种几剂？

根据我国流感疫苗接种指南建议:

(1)6 月龄至 8 岁儿童:首次接种应接种 2 剂,间隔超过 4 周(28 天);如上个流感季或之前接种过 1 剂或以上流感疫苗的儿童,接种 1 剂,之后每年 1 剂。

(2)超过 9 岁儿童及成人:每年接种 1 剂。

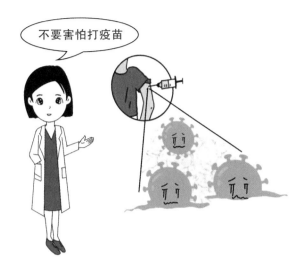

10.如果自己得了流感,怎样避免传染给别人?

(1)在家休息,尽量避免到人群聚集的场所,外出时要戴口罩,减少与人近距离接触。

(2)咳嗽、打喷嚏时用纸巾、毛巾等遮住口鼻。

(3)经常用肥皂和流动水洗手。

(4)对使用过的物品进行消毒。

11.如何从中医的角度预防流感?

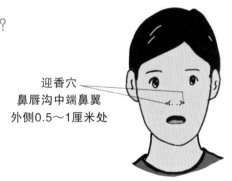

流感属于中医"时行感冒"范畴,"时行"强调了本病在同一时期内广泛流行。对于本病的预防,应注意以下几点:一是"邪之所凑,其气必虚",人体正气不足以应对邪气是感冒发生的决定因素,因此在生活上应起居有常,加强体育锻炼,气候突变时适时增减衣服,防寒保暖;二是注意个人卫生,保持室内通风,阳光充足。平素易感冒者,可坚持每天按摩迎香穴,按摩方法如下:将食指指尖置于迎香穴,做旋转揉搓;鼻吸口呼;吸气时向外、向上揉搓,呼气时向里、向下揉搓,连做 8 次,多可 64 次,如伤风感冒、鼻流清涕或鼻塞不通,尽可多做。

(李程　任玉莲　刘莉)

最常见的季节性流感——甲型流感

甲型流感是一种由甲型流感病毒引起的呼吸道传染病,多发于冬季和春季,它可以通过飞沫传播。例如,当一个感染者咳嗽或打喷嚏时,病毒会释放到空气中,其他人吸入后可能会感染。对于大多数人来说,甲型流感是一种自限性疾病,通常会在几天到两周内恢复。预防甲型流感最有效的方式是接种流感疫苗。

1.甲型流感的病原体有哪些? 哪些人群易感?

甲型流感病毒颗粒呈多形性,多数为球形,新分离株多为丝状。病毒颗粒直径大小为80~120纳米,有囊膜和纤突,核衣壳螺旋形对称。

甲型流感病毒根据宿主源可分为禽流感、猪流感或其他类动物的流感,H1N1亚型、H3N2亚型和H7N9亚型是目前常见的甲型流感病毒亚型。由于人群对新毒株普遍缺乏免疫力,所以普遍易感。

2.为什么甲型流感多发生在冬春季?

甲型流感多发生在冬春季考虑可能有以下几个原因:

(1)空气湿度:冬季环境相对较干燥,而低湿度的空气使病毒更容易在空气中传播。此外,冬季人们往往待在室内,密闭的空间有利于病毒传播。

(2)免疫系统:甲型流感病毒具有较高的变异性,每年可能会出现新的病毒株。在冬季,人们的免疫系统可能会受到其他因素(如寒冷、压力、缺乏维生素D等)的影响而变得较为脆弱,使得病毒更容易感染人体。

(3)社交活动:冬春季是各种节假日和聚会的时节,人们往往会密集地参加社交活动。这种接触增加了感染流感的机会。

3.患了甲型流感后会有什么表现? 感染后会获得持久免疫力吗?

在流感季,若患者存在突发高热(体温>39 ℃)、咳嗽、头痛、肌肉关节痛、严重身体不适、咽痛和流鼻涕等典型的流感样症状,应考虑甲型流感病毒感染。

由于甲型流感病毒具有抗原转化的特点,决定了人类无法对其获得持久的免疫力。

4.得了甲型流感该怎样治疗?

确诊流感的患者应尽早隔离治疗。若为伴有器官功能障碍者、合并慢性基础疾病明显加重者、妊娠中晚期妇女、发展为重症或危重流感者,则应及时就医接受住院治疗。

非住院患者可居家隔离,保持房间通风,多休息多饮水,减少与他人的接触。对症治疗包括物理降温或服用解热药物,但儿童患者忌用阿司匹林或含阿司匹林以及其他水杨酸的制剂。

5.如何预防甲型流感?

(1)促进健康行为,保证充足的睡眠,保持良好的精神状态及心理状态,饮用足够的液体和食用有营养的食物等。

(2)注意个人卫生,经常使用肥皂和清水洗手,尤其在咳嗽或打喷嚏后要用酒精类洗手液洗手。

(3)尽量避免接触有流感症状的患者。

(4)流感流行地区的人群必须外出时尽可能戴口罩,且应尽量缩短在人群聚集场所停留的时间。

(5)避免重复使用口罩,及时处理使用后的口罩。如为可重复使用的口罩,使用后必须严格消毒和烘干。尽量避免用手触摸眼睛、鼻或口。

(6)咳嗽或打喷嚏时用纸巾遮住口鼻,将使用过的纸巾丢入垃圾箱。

(7)保持家庭和工作场所的良好通风状态。

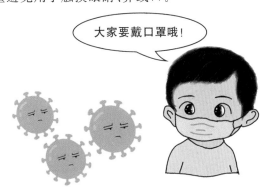

(8)建议以下人群接种疫苗:①各阶段孕期的孕妇;②6个月至5岁的儿童;③65岁以上的老年人;④慢性基础病患者;⑤卫生工作者。

6.甲型流感的抗病毒药物有哪些?

抗病毒治疗是甲型流感的首选方案,目前主要抗病毒药物包括奥司他韦、扎那米韦、帕拉米韦等药物。对儿童患者、重症患者以及肾功能不全等特殊人群的治疗有一定特殊性,具体选择与用量请在医生指导下使用。

7.接种流感疫苗有什么作用?

在健康成人中,如果接种的疫苗与流行的病毒匹配良好,这时注射的流感疫苗是最有效的;即使流行病毒与疫苗不完全匹配,流感疫苗也能提供保护作用。在老年人群中,流感疫苗预防疾病的效果可能较差,但可减轻病情、降低并发症发生率及死亡率。

(解双双　刘莉)

不同寻常的痘痘——猴痘

根据世界卫生组织 2022 年 7 月的数据,猴痘疫情已经出现在 75 个国家和地区,成为"国际关注的公共卫生事件",这已经是世界卫生组织当前可以发布的最高级别公共卫生警报。虽然猴痘病例已在 70 多个国家和地区出现,但目前人传人的猴痘疫情主要局限在特定人群及其密切接触者中,世界卫生组织的评估也认为猴痘在全球发生持续传播的可能性较低。

1.什么是猴痘?

猴痘是一种病毒,既可以感染人,也可以感染动物,其病原体是一种 DNA 病毒,属于痘病毒科正痘病毒属,1958 年首次从一组用于研究的猴子体内分离并鉴定,当时猴子出现"痘状"传染病,因此得名。自 1980 年世界卫生组织宣布人类彻底消灭天花之后,猴痘成为公共影响最大的正痘病毒,主要在非洲西部和中部流行,多数病例分布在刚果(金)、中非共和国、尼日利亚等非洲国家。近年,英国、美国、葡萄牙、西班牙、意大利、瑞典等多个国家和地区报告了人感染猴痘病毒病例。

2.猴痘病毒与天花、水痘病毒有关系吗?

猴痘病毒与已经被消灭的天花病毒通俗来说就是同一家族的亲戚关系,所以天花疫苗对猴痘易感者也具有一定的保护作用。水痘是一种常见的传染病,可以说是家喻户晓,导致人患水痘的"元凶"是带状疱疹病毒。该病毒只会感染人、不会感染动物,猴痘的出疹症状和名字虽然和水痘有些类似,但猴痘病毒与水痘病毒并没有亲戚关系,水痘疫苗也不会对猴痘易感者有保护作用。

3.猴痘病毒是通过猴子传播的吗？

1958 年首先在野生猴群中发现此种疾病,且在用于研究的猴群中暴发了两次类似天花的疾病,故称之为"猴痘"。虽然名字里有"猴",但是主要携带和传播病毒的动物并不仅有猴子等灵长类动物,许多松鼠(如绳松鼠、树松鼠)、特定的鼠类(如冈比亚袋鼠、睡鼠)也可以感染猴痘病毒并造成传播。同时,接触猴痘患者的物品、与猴痘患者有亲密的身体接触、接触到猴痘患者的呼吸道分泌物等,都可能传播并感染猴痘病毒。2022 年 5 月以来,全球多国暴发的疫情主要在男男性行为人群中通过性接触感染,大部分为青壮年男性通过大型聚会以及后续在社区的男男同性行为中扩散,并传播至全球多个国家和地区。此外,也存在母婴传播和院内传播的可能性。

4.人们该如何判断是否患了猴痘？其常见症状有哪些？

感染猴痘病毒后通常不会立即发病,而是需要经过一段潜伏期,通常在 5～21 天内出现不适感,其中大部分人为 6～13 天出现症状。

猴痘患者的临床症状通常为两个阶段:初始阶段持续 1～5 天,可能会出现发热、头痛、背痛、肌肉酸痛、乏力及淋巴结肿大;随后第二阶段,即在热退后的 1～3 天出现皮疹,皮损常发生在离心脏较远处,如手掌和足底,也可累及面部、躯干和生殖器等,先为斑疹、丘疹、水疱,最后是脓疱。这些"痘"的皮损硬实、界限清晰、中间凹陷,然后在 2～3 周内结痂和脱屑,皮损为 0.5～1 厘米,有几个至几千个不等。

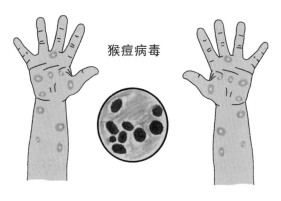

5.若不幸患了猴痘,需要如何治疗？

猴痘是一类自限性疾病,目前国内尚无特异性抗猴痘病毒药物,主要是对症支持和并发症的治疗。猴痘一般症状较轻,治疗以对症支持治疗为主,对于发热和轻度疼痛者可以应用对乙酰氨基酚治疗;对于口腔损伤者可使用淡盐水每天漱口,并给予足够的营养。患者不要抓挠皮肤,保持皮疹部位清洁干燥,避免继发细菌感染;接触皮疹前后用肥皂水或含有乙醇的洗手液洗手。大部分患者预后良好,严重病例常见于年幼儿童、免疫功能低下人群,预后与感染的病毒分支、病毒暴露程度、既往健康状况和并发症严重程度等有关。据报道,西非分支病死率约为 3%,刚果盆地分支病死率约为 10%,2022 年以来全球非地方性流行区病死率约为 0.1%。有研究表明,超过 90% 的猴痘患者不会出现后遗症,出现后遗症的患者中最常见的是皮肤瘢痕,而凹陷瘢痕可以发展为麻点,有可能会出现神经系统症状。

6.该如何预防猴痘?

我国 1981 年以后出生的人都没有接种过天花疫苗,也就是说,在 1981 年以后出生的人基本对猴痘都没有免疫力。猴痘来袭,普通人如何预防呢?首先了解一下这个病毒的特性,其耐干燥和低温,在土壤、痂皮和衣被上可生存数月,但对热敏感,加热至 56 ℃ 30 分钟或 60 ℃ 10 分钟即可灭活,且紫外线和一般消毒剂均可使之灭活。再有,在日常生活中,大家要避免与确诊猴痘病例发生密切接触,直至他们的皮肤损伤结痂脱落,下面形成新的皮肤层;避免与猴痘患者共用衣物、生活用品等;若意外接触到感染者,应用肥皂水洗手或使用含乙醇的洗手液洗手;照顾猴痘患者时,应佩戴 N95 口罩和防水手套;避免接触可能携带猴痘病毒的动物,如啮齿类、灵长类和有袋类动物等;避免食用或处理野味。

在海外工作和生活,尤其是在有猴痘病例的国家和地区的人,应当留心当地卫生部门的提示信息,做好个人防护和卫生,避免接触猴痘患者或可能携带猴痘的动物;同时也要避免接触猴痘病例的物品,避免通过物品而感染病毒。对于境外来华、返华人员,尽量避免带猴子及鼠类宠物入境,并做好健康监测,如果出现皮疹、发热、头痛、肌肉酸痛、淋巴结肿大、疲倦等症状,应当向海关、社区工作人员或医疗机构主动申报,并按照要求进行就诊。如果出现疑似猴痘症状,应及早就医并自我隔离,以防止病毒传播给他人。

(布学慧　马书敏)

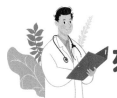

死灰复燃的结核病

结核病又叫"痨病"，是由结核分枝杆菌引起的一种慢性传染病。结核分枝杆菌侵及肺脏称为肺结核，侵及肺脏以外的其他部位，如肝、肾、脑、淋巴结等器官，称为肺外结核。人体除了毛发、指（趾）甲和牙齿外，其他部位均可能感染结核分枝杆菌而发生结核病，结核病是严重危及全球公共卫生的重大传染性疾病之一。2021年全球新发结核病例约1060万，死亡约160万例。我国2021年新发结核病例约78万，死亡人数为3万，这意味着每40秒就有一人患结核病，每17分钟有一名结核患者死亡，是全球第三大结核病高负担国家。因新冠疫情影响，全球结核病患者数及死亡人数均有所上升，有死灰复燃趋势。

"白色瘟疫"——肺结核

1.什么是肺结核?

结核病是由结核分枝杆菌感染引起的一种慢性传染病，除毛发、指（趾）甲和牙齿外，人体其他器官系统都可能受到感染而发病。其主要侵犯肺脏，称为肺结核。肺结核是结核病的主要类型，占各种类型结核病的80％以上，是一种通

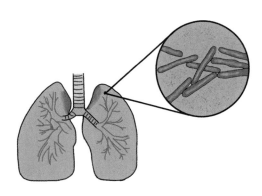

过呼吸道传染的慢性传染病，主要传染源是排菌的肺结核患者。

2.肺结核的传染途径有哪些?

具有传染性的肺结核患者在咳嗽、打喷嚏、唱歌、大声说话时，结核分枝杆

菌可随飞沫一起经鼻腔和口腔喷出体外,较大的飞沫很快落在地面,而较小的飞沫则蒸发后成为飞沫核,飞沫核可长时间悬浮在空气中。含菌的飞沫核具有致病性,当被其他人吸入肺泡时,就可能被传染。相关研究显示,每个肺结核患者一生可以传染 10~15 人。

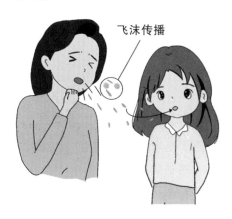

飞沫传播

3.什么人容易感染肺结核?

理论上说,所有人都是肺结核的易感人群。但免疫力低下的人感染结核菌后更容易发病,如幼儿、老年人、尘肺病患者、糖尿病患者、移植术后患者、血液病患者、艾滋病病毒(HIV)感染者,以及长期使用免疫抑制剂者等。此外,体弱多病、营养不良、体形消瘦的人也容易患肺结核。

4.人体感染结核杆菌后就一定会得结核病吗?

结核分枝杆菌俗称"结核杆菌"。人体一旦感染结核杆菌,将终身携带病菌,但并不是每一个结核感染者均会发展为结核患者,有 5%~10% 的感染者会在一定条件下发展为活动性结核,成为新的感染源,并有继续传染给其他人的可能。

结核感染后的潜伏期也因人而异,与患者的体质状态密切相关。一般的潜伏期是 3~6 周,但有时也可以长达数月或者是数年,还有的可终身不发病。全球感染人数近 20 亿,我国结核感染人数约逾 3 亿。研究表明,结核感染者中有 5%~10% 在一生中发生结核病。由此可见,感染结核杆菌后是否发病或者多久发病,与人体的免疫力,以及感染病菌的数量和毒力有关。

5.接触过肺结核患者就一定会被感染吗?

只有接触具有传染性的肺结核患者才有可能被感染。此外,还要看侵入人体的结核杆菌的数量和毒力大小,以及被感染者的身体免疫力。结核杆菌"欺弱怕强",少量的结核杆菌入侵人体之后,如果人体身强力壮,结核杆菌在与身体免疫系统战斗后,会被机体清除,或者进入休眠状态"悄悄潜伏"在人体内静候时机。一旦免疫力下降,免疫系统不能压制结核分枝杆菌,休眠状态的结核分枝杆菌就会"醒来",扩散引起发病。

6.肺结核患者传染家人的概率高吗?

肺结核并不是100%会传染给家人,传染概率与以下因素有关:

(1)肺结核患者是否排菌:排菌的患者具有传染性,大多数肺结核患者不排菌,传染给家人的概率很低。

(2)结核病患者本人是否有良好的卫生习惯:肺结核患者居家治疗时,咳嗽、咳痰或者打喷嚏时应做保护性动作,避免形成飞沫核。此外,患者应把痰用纸包裹住,用火焚烧,或者把痰咳到固定的容器里,进行消毒处理,做到以上两点,传染家人的概率就会大大降低。

(3)家庭环境是否整洁:加强通风换气,增加空气流通,可降低含菌飞沫核的密度,降低家人被感染风险。

(4)家人免疫力:家人的抵抗力也非常重要,如果部分人抵抗力比较低,可以用提高抵抗力的药物,但最根本的是进行相应的体质锻炼。

总之,肺结核患者只要与家人做好隔离,家人也做好自我防护,相互感染的概率是很低的。

7.肺结核患者的家属需要做检查吗?

肺结核患者家属是否要做检查要根据具体情况分析,一般活动性肺结核患者因为具有传染性,所以其家属也需要进行检查,以确定是否同样感染肺结核。活动性肺结核患者的家人可以先行结核菌试验(PPD)检查,如果PPD强阳性,再进一步行胸部CT、血液结核感染T细胞检测以及痰结核菌等检查进一步明确。

8.与肺结核患者一起吃饭、共处一个房间会被传染吗?

肺结核是呼吸道传播疾病,一般不会通过吃饭经口传播,但吃饭时若对方咳嗽、打喷嚏和大声说话则可能产生飞沫,导致传染。

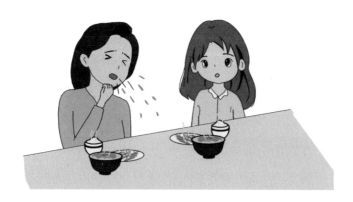

与肺结核患者同处一个房间是否被传染首先要看肺结核患者现在是否处于有传染性的时期,如果肺结核患者痰中可以查到结核分枝杆菌,且有比较明显的咳嗽、咳痰,这时候同处一个房间,被传染的风险相对较高。如果肺结核患者已经接受正规抗结核药物治疗 2 周以上,体内的结核菌已经明显减少,被传染的风险自然会低。此外,同处一个房间时,应经常通风,这样被传染的风险也会降低。

9.为什么肺结核患者不能随地吐痰?

痰液由肺和呼吸道分泌物组成,肺结核患者痰液内含有大量的结核杆菌。结核杆菌随痰排出体外并被尘埃包裹,含有结核杆菌的尘埃被他人吸入,可能导致肺部结核杆菌感染。一旦被感染者身体抵抗力下降,即可发生结核病。

10.什么是结核性胸膜炎? 有传染性吗?

结核性胸膜炎是结核杆菌及其自溶产物、代谢产物进入机体的胸膜腔而引起的胸膜炎症。胸膜腔是密闭的腔隙,即便胸腔内有结核杆菌也不会排出体外,所以单纯的结核性胸膜炎没有传染性,但需要注意的是临床上单纯的结核性胸膜炎很少见,很多结核性胸膜炎患者合并有肺结核,所以结核性胸膜炎患者同时合并活动性肺结核时,也是具有传染性的。因此,结核性胸膜炎是否具有传染性,与他是否合并有肺结核相关,无肺结核那么就没有传染性,有肺结核是有传染性的。

11.什么是支气管结核? 有传染性吗?

支气管结核是结核分枝杆菌感染气管、支气管的黏膜、黏膜下层、平滑肌、软骨及外膜的一种结核病。肺结核的病变在肺内,结核杆菌通过支气管传到体外的难度较大,菌量可能相对来说比较低一些,而支气管结核病变的部位就在气管壁上,相比肺结核,不论是咳嗽、大声说话或者打喷嚏等动作,都会更容易把结核杆菌排出到空气中,从而引起传染。所以,支气管结核是会传染的,它甚至可能比普通的肺结核传播力更强。

(熊瑜 程永香 李雪莲)

寻"核"之旅——肺结核的临床表现

1.肺结核主要有哪些症状?

肺结核的呼吸道症状主要有咳嗽、咳痰、胸痛、气短、咯血或痰中带血等,有些患者会有午后低热、夜间盗汗、胸痛、纳差、乏力和消瘦等全身症状。所以,当出现咳嗽、咳痰 2 周及以上,咯血或血痰等肺结核可疑症状时,就有可能患了结核病,应及时、主动到当地结核病定点医疗机构进行结核病筛查。

2.肺结核发热和普通发热的区别有哪些?

肺结核患者的发热主要表现为午后低热,多为 37～38 ℃,一般在下午开始出现低热,到了夜间体温会逐步恢复正常,也有个别患者出现高热或不规则热的情况。大部分患者发热时不伴有头痛、肌肉酸痛等不适。此外,肺结核患者夜间会出现盗汗。而普通感冒引起的发热,呈持续性的发热,头痛、咽痛、肌肉酸痛等症状较明显,且不能自行降至正常,如果不应用退烧药物会持续很久,没有固定的规律。

3.如何处理肺结核引起的发热?

结核热的处理,要看患者的热型,如果是低热(38.5 ℃以下)且不伴有头痛、肌肉酸痛等,可以不用药物退热,用物理降温(如冰敷、多喝水等),体温可逐渐自行下降。但是如果发热温度很高,超过 38.5 ℃,则需要用药物来退热。需要注意的是,解热镇痛药用了以后会大量出汗,患者一定要及时喝水,补充液体。

肺结核患者没有经过正规抗结核治疗之前,一般都会出现持续发热的情况,有些患者可以持续数月之久。大部分肺结核患者经过抗结核治疗以后病情能得到有效缓解,体温可逐渐得到控制。部分患者在抗结核治疗期间可能再次出现发热的症状,尤其是高热时需要排除药物导致的药物热的可能。另外,治疗过程中出现发热,也要排除类赫氏反应,此时患者需要复查胸部 CT,观察肺部病变的变化。

4.得了肺结核一定会发热吗?

得了肺结核,不一定有发热。当结核杆菌侵入肺内,并在肺部形成病灶后,在疾病的早期以及慢性期,都可能没有发热表现。在肺结核的活动期,尤其是肺内病灶较重,出现干酪性肺炎时,则容易有午后低热,甚至高热。

5.肺结核盗汗的特点有哪些?

盗汗是指睡眠中不自主的异常出汗现象,晚上睡觉时易出汗,醒后汗停止,常见于体质虚弱的肺结核患者。轻度盗汗患者,仅手部、头部和躯干部出汗明显;重度患者可以出现全身大汗淋漓的情况。

在患者接受规律抗结核治疗后,一般盗汗症状会在大约 2 周后消失,但是具体时间还要看病情的严重程度。若患者年轻、病情较轻、身体素质好,盗汗消失的时间会更短。反之,患者病情严重、身体素质差,盗汗症状持续的时间会较长。在这种情况下,可以尝试通过中药调节来控制盗汗,也可以在晚上盗汗时,把身上的汗液擦干并更换衣物,避免受到病菌的再次入侵,使病情加重。此外,还需要适当补充水分,防止体液丢失过多。

6.肺结核咳嗽有什么特点?

咳嗽是肺结核最常见的症状,主要有以下特点:

(1)相比其他呼吸道感染导致的咳嗽,肺结核咳嗽持续时间较长,可持续2~3 周或以上,且对普通的抗生素或止咳药物并不敏感,使用后通常没有效果。

(2)肺结核咳嗽多为干咳或少量咳痰,不合并感染时多为白痰,部分患者痰液中会带有血丝。

(3)很多患者在咳嗽时会伴有胸痛的症状,这为结核病灶累及胸膜导致。

(4)在咳嗽症状出现的同时,还会伴有低热、乏力、纳差、消瘦等结核中毒症状。

7.得了肺结核,咳嗽得厉害该怎么办?

得了肺结核咳嗽得厉害时,其处理办法有以下几点:首先,患者要禁止抽烟,注意休息,饮食以清淡为主,避免吃辛辣、刺激的食物。其次,患者一定要及时至结核定点医院就诊,予以规范、足疗程的抗结核治疗,只有接受有效的抗结核治疗,其咳嗽症状才能得到有效缓解。此外,如果咳嗽明显,影响睡眠及日常生活,患者可以适当口服一些止咳药物。

8.肺结核治疗多久后咳嗽会消失?

大多数肺结核患者经过正规、有效的抗结核治疗之后,2个月左右咳嗽症状就会消失,病情较重者则需要更长时间。此外,一部分老年患者合并肺部基础疾病,如支气管扩张、慢性阻塞性肺疾病(简称"慢阻肺")等,即便肺结核治疗有效,但基础疾病也会出现慢性、反复咳嗽的症状。出现上述情况时需要根据相关的检查结果来判断咳嗽是肺结核导致的,还是基础疾病导致的。对大部分结核患者来说,结核性咳嗽是可以治愈的。

9.肺结核患者为何会咯血?

部分肺结核患者在治疗之前或治疗过程中会出现痰中带血,甚至咯血,其原因主要有以下几方面:

(1)肺结核患者出现了肺内空洞性病灶,血管裸露在空洞里面,患者咳嗽以后可以引起空洞内的血管破裂,导致咯血。

(2)肺结核患者剧烈咳嗽时,导致支气管黏膜的血管破裂,从而出现咯血。

(3)有些肺结核患者由于肺内病灶导致肺内正常的组织结构被破坏,会存在血管畸形,这类患者在咳嗽时也很容易引起畸形血管破裂,造成咯血。

10.什么是大咯血?

患者24小时之内咯血量大于500毫升,或者一次咯血量超过100毫升,就叫大咯血。大咯血容易引起窒息死亡,如果患者出现大咯血,一定要紧急到医院就诊。此外,肺结核大咯血的间接危险为血块堵塞支气管引起肺不张或继发肺部感染。咯血还可引起结核菌的血行播散,使肺结核病情加重,因此大咯血时应及时就医。

11.肺结核患者咯血导致窒息的临床表现有哪些?

窒息是咯血最严重的并发症,当患者出现以下情况就提示有窒息的可能:①大咯血过程突然停止或终止,随即出现胸闷,口唇,颜面青紫,极度烦躁,表情恐惧,精神呆滞;②喉头作响,呼吸逐渐变慢而微弱,出现呼吸浅而快或呼吸骤停;③神志昏迷,出现呼吸、心跳骤停,大小便失禁。

12.肺结核患者咯血时应注意什么?

(1)体位:咯血时患者及家人一定保持冷静,让患者患侧卧位,即病灶侧在下方,以利于血液咳出,既保持呼吸道畅通,又可避免因不慎将咯出的血块吸入气管或肺部而引起窒息,还能避免形成病灶播散;此外,有血应尽量咯出,不要因恐惧而憋气,防止气道阻塞。

(2)生活习惯:咯血时尽量减少活动,大咯血时应绝对卧床休息,待血止住后,在医护人员指导下可适当下床活动,之后逐渐增加活动量,应避免劳累,也不要做幅度较大的运动;不要洗热水澡,特别是不能蒸浴;避免烈日下活动,不要暴晒。戒烟、戒酒,其他人也不要在患者身边吸烟,被动吸烟的危害可能会更大。

(3)饮食:大咯血时,患者暂禁饮食。小咯血或咯血停止后,患者可温凉饮食,进食清淡、易消化的食物,多吃水果蔬菜,忌油炸及辛辣刺激性食物。

(4)环境:咯血患者的居住环境应当安静、清洁、舒适,保持空气新鲜。

(5)肺结核咯血时患者应及时就医。

13.肺结核咯血该如何治疗?

肺结核患者少量咯血或痰中带血时,多以安慰患者、消除其紧张情绪、卧床休息为主,可以口服止血药物。当患者出现大咯血时,需要及时就医进行药物治疗,若药物治疗效果不理想,可以采用支气管动脉栓塞法进行止血。经上述方法治疗后,患者仍反复发生咯血,若病灶较局限,还可以考虑手术切除病灶。患者应积极治疗原发病,按早期、联合、适量、规律、全程的原则抗结核治疗,才能更好地控制咯血,避免其反复发生。

14.肺结核患者治愈后为什么还会反复咯血?

肺结核治愈后患者仍反复出现咯血常见的原因如下:

（1）继发性支气管扩张，这是肺结核治愈后反复咯血最常见的原因。

（2）肺结核复发，肺结核存在一定的复发率，特别是治疗不规律者容易复发，当再发咯血时应警惕复发可能，应积极到专科医院完善相关检查进一步明确。

（3）其他疾病所致咯血，如支气管炎、鼻咽部疾病等，建议患者及时去医院检查。

15.肺结核患者出现胸闷的原因是什么？应怎样缓解胸闷？

胸闷是肺结核患者的常见临床表现之一，出现胸闷的原因具体如下：①肺结核范围较大，病变范围较大，累及肺组织较多，患者可出现胸闷、气短；②结核患者咯血后，血块没有咯出来，堵到气道里边，也可能会出现胸闷、气短；③结核患者合并有气胸、胸腔积液、脓胸时，容易出现胸闷、气短；④肺结核患者合并慢阻肺、哮喘、心血管疾病、细菌或真菌性肺炎等，可加重胸闷、气短。

肺结核患者若出现了气短胸闷，应注意休息，可以适当吸氧。若是因结核性胸腔积液、气胸所致的胸闷不适，在进行胸腔闭式引流引出胸腔积液及积气后，胸闷不适症状即可得到缓解。若肺内结核病灶较重，导致肺功能严重受损出现的胸闷气短，肺结核治愈且肺功能改善后会有所缓解，但不能恢复正常，可能会终身伴有憋喘或活动后憋喘。此外，肺结核合并慢阻肺、心功能不全等慢性心肺疾病患者，胸闷、憋喘也不能完全缓解。

16.什么是肺结核胸痛？

肺结核胸痛的特点主要是疼痛部位比较固定且为持续性疼痛，通常在患者的两侧斜胸部比较明显，多为针刺样疼痛，咳嗽及深呼吸时可出现疼痛加重，部分患者疼痛程度与体位相关。

肺结核患者胸痛的原因主要有两方面：一是因为胸膜神经分布比较丰富，当靠近胸膜的肺内结核病灶牵拉了胸膜，就会引起疼痛。二是结核病灶可能会扩散到胸膜当中，形成结核性胸膜炎，结核性胸膜炎尤其是干性结核性胸膜炎患者会有比较剧烈的疼痛，其疼痛特点呈针刺样，在咳嗽或深呼吸的时候，胸痛症状会加重。有的患者随着胸腔积液的增加，胸痛症状会缓解，但胸闷症状会加重。此外，对于肺结核患者出现胸痛，还需要注意排除心源性疾病以及肋间神经痛等原因导致的胸痛。

17.肺结核患者胸痛该怎么办？

胸痛是肺结核常见的临床表现之一,出现肺结核胸痛,首先就是要给予规范的抗结核治疗,随着抗结核治疗的进行,患者的症状会逐渐缓解,胸痛也可能就慢慢减轻了。咳嗽时会使胸痛加重,适量的止咳也可以缓解患者的胸痛。此外,当胸痛较明显且影响患者休息时,可以使用止痛药物来减轻患者的症状。同时,患者还要加强营养和支持治疗,保证休息、不熬夜、禁烟酒。

大部分患者经过正规抗结核治疗3～4周以后胸痛会消失。部分患者治疗过程中也会出现短暂的胸痛,通常疼痛程度较轻。

18.结核性胸膜炎的症状有哪些？

大多数结核性胸膜炎的症状为结核的全身中毒症状和胸腔积液所致的局部症状。其中,全身结核中毒症状主要表现为发热、畏寒、盗汗、纳差、乏力。局部症状有胸痛、胸闷和咳嗽。干性胸膜炎或胸腔内胸腔积液较少时,患者会有胸痛,胸痛位置多位于腋前线或腋后线下方,呈锐痛,可随深呼吸或咳嗽而加重。随着胸腔内积液逐渐增多,胸痛症状反而会逐渐减轻或消失,但会加重胸闷症状。此外,积液对胸膜的刺激可引起反射性干咳,体位转动时更为明显。

19.支气管结核的症状有哪些？

支气管结核主要的临床症状除低热、盗汗等全身中毒症状外,还有不明原因的刺激性干咳,患者会伴有呼吸困难、喘鸣音和胸部不适,部分患者还有痰中带血。治疗不及时可诱发支气管扩张、肺不张、支气管哮喘、结核性胸膜炎等并发症。

20.肺结核和支气管结核哪个更严重？

这不能一概而论。支气管结核属于肺结核的一种,两种疾病常同时存在,如果两者没有及时接受治疗,都可能造成严重的后果。如果支气管结核病情进一步发展,会导致支气管结构被破坏,出现支气管扩张,当支气管内因干酪物导致支气管狭窄或梗阻时,还可能引起肺不张等。如果肺结核没有及时治疗,会导致结核杆菌播散到其他脏器,引起肝结核、肾结核、子宫结核等,甚至全身多发部位结核。因此,不管是支气管结核还是肺结核,一旦确诊,都应该积极治疗。

（丁彩红　聂文娟　张文相　熊瑜）

寻"核"之旅——肺结核的诊断方法

1.什么是疑似肺结核？

疑似肺结核是指临床症状与肺结核相似，肺 CT、血沉等相关检查与结核病相符，但是痰中未查到抗酸杆菌或结核杆菌 DNA。

2.什么是诊断性抗结核治疗？

疑似结核患者，且也不能确诊为其他疾病时，可以给予诊断性抗结核治疗。如果抗结核治疗后症状好转，全身症状及呼吸道症状改善，肺部的病灶好转或者消失，即可以明确肺结核的诊断，并可以继续行抗结核治疗，直至疗程结束。如果用药后患者无明显的效果，则可以否定肺结核的诊断，停用抗结核治疗，进一步完善其他检查，以明确诊断。

3.确诊肺结核时需要进行哪些检查？

确诊肺结核除临床症状外，还需要患者完善细菌学、分子生物学、免疫学及影像学等检查。实验室结核分枝杆菌检查包括针对痰液、肺泡灌洗等标本，进行涂片、培养和快速分子生物学检查，呈阳性时可明确诊断；呈阴性时需进一步完善结核感染 T 细胞检测、结核菌素试验和胸部影像学等检查。因此，就诊者应按照医生的要求，留取合格的痰标本或其他标本。

4.什么是结核菌素皮肤试验？

结核菌素皮肤试验又称"PPD 试验"，是筛查结核的常用方法，是将 0.1 毫升的结核杆菌分泌性蛋白质注入皮下（一般在前臂内侧前 1/3 中央部位），观察注射部位的皮肤反应 72 小时。注射部位无硬结或硬结直径<5 毫米者为反应阴性，硬结直径≥5 毫米者为阳性反应，硬结直径≥15 毫米或<15 毫米但有水疱和破溃等为强阳性反应。

5.PPD 呈强阳性一定是结核吗？

PPD 呈强阳性不一定是结核，有可能是结核感染，也很有可能是之前接种过卡介苗造成的，因此 PPD 呈强阳性时需要与胸部 CT 检查、痰结核菌相关检查和血液检查相结合进行确诊,明确诊断后做出相应治疗。

6.结核感染 T 细胞检测呈阳性一定是结核吗?

患者结核感染 T 细胞检测阳性不等同于患有结核,结核 T 细胞检测阳性代表的仅仅是身体产生针对结核菌的免疫应答,可分为以下几种情况:

(1)目前患有肺结核:结核感染 T 细胞检测阳性的患者同时出现肺结核相关症状,包括低热、咳嗽、咳痰、痰中带血、消瘦、盗汗等,表示患有肺结核。

(2)非患肺结核:如果患者过去被结核菌感染过,身体免疫系统出现相关的记录,结核感染 T 细胞检测也可为阳性。

所以,当患者结核特异性的 T 细胞检测呈阳性时还需要进一步评估,包括观察临床症状,并进行胸片、CT 检查、细菌学、分子生物学的检查,然后才能确诊是否患有肺结核。

(张玉霞　姚岚)

断"核"之路——肺结核的治疗方法

1.预防性用药的适用人群有哪些?

肺结核预防用药主要用于受结核分枝杆菌感染易发病的高危人群,包括艾滋病病毒感染者、结核患者的密切接触者、有未经治疗的肺部硬结纤维病灶者、硅沉着病患者、糖尿病患者、长期使用糖皮质激素或者免疫抑制剂的患者、吸毒患者或者营养不良患者,或者儿童和青少年,以及结核菌素试验硬结直径≥15毫米者可给予预防性用药。

2.得了肺结核该怎么办?

肺结核患者大多数是可以治愈的,早发现、早诊断、早治疗是肺结核得到治愈的关键。患者应配合医生接受结核病的检查和诊断,一旦确诊应遵医嘱进行全程规律服药和复查,只要坚持正规治疗,90%肺结核患者是可以治愈的。初治肺结核治疗疗程一般需要 6~9 个月,中途不能漏服或间断服药。如果私自停药或间断服药,会影响治疗效果,不但极易复发,还有可能产生耐药性。耐药肺结核的治疗与敏感性结核相比,治疗难度更大、治疗时间更长(18~24 个月)、药物不良反应更严重、治疗费用更高。

3.肺结核治疗的原则是什么?

肺结核治疗应遵循早期、规律、全程、联用、适量的五项原则:

(1)早期:对确诊的初治患者和病情复发恶化的患者,治疗越早越有利于疾病的控制,患者应及时就医,不宜耽搁。

(2)规律:在规定疗程内有规律地服药,不要漏服。

(3)全程:按规定的疗程完成治疗,不要因为症状消失而自行停止治疗。

(4)联用:治疗结核病必须联用多种抗结核药物,目的是保证疗效和防止产生耐药性。

(5)适量:根据患者体重选择适当的剂量进行治疗,患者务必要按照医生制定的剂量服用。

4.结核性胸膜炎患者该如何治疗?

结核性胸膜炎的治疗除抗结核药物治疗外,还包括一般治疗、抽取胸液、中医中药治疗等。由于结核性胸膜炎胸液蛋白含量和纤维蛋白含量高,容易引起胸膜粘连,故原则上应尽快抽尽胸腔内积液,一般使用持续胸腔闭式引流。首次抽液不要超过 600 毫升,以后每次引流量约 1000 毫升,最多不要超过 1500 毫升。

5.支气管结核患者该如何治疗?

支气管结核抗结核药物的用药原则与化疗方法和活动性肺结核相同,但总疗程会延长至不少于 12 个月。在全身抗结核药物化学治疗基础上,可以选用抗结核药物雾化吸入,或通过支气管镜经气道局部给药。此外,临床还可以进行支气管镜介入治疗,方法包括气道内给药术、冷冻术、球囊扩张术、热消融术等。气管或支气管结核不同类型介入治疗技术的选择侧重不尽相同,临床有时采用多种方法相结合的综合介入治疗。

6.抗结核治疗疗程为什么比较长?

相比其他感染性疾病,抗结核的治疗疗程一般较长,因为抗结核药物仅对体内敏感药物及产生致病性的活动性结核菌有杀灭作用,但结核菌在人体内有各种各样的存在形式,有些结核菌在人体内是休眠状态,现在服用的药物无法杀灭它,只有在体内转化成活跃结核菌之后,服用结核药才能将其杀灭。所以,长疗程的目的是尽可能把体内存在的各种类型结核菌全部杀灭。

7.患者在治疗期间应注意什么?

一旦确诊为肺结核,要尽早接受正规的抗结核治疗,遵从医嘱,按时服药,定期复查,树立信心,并注意休息和加强营养。因结核病属于呼吸道传染性疾病,结核患者更应注意个人卫生,不要随地吐痰,咳嗽、打喷嚏时用纸巾掩住口鼻,尽量减少外出,必须外出时需佩戴口罩,减少感染其他人的风险。

8.患者私自停药或间断服药会造成什么后果?

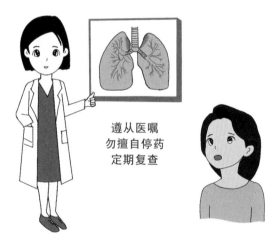

遵从医嘱
勿擅自停药
定期复查

全程、规律服药是结核病治愈的关键,如果患者不听医生的话,私自停药或间断服药会导致治疗失败、疗程延长、疾病复发,甚至可能产生耐药。一旦成为耐药肺结核,治疗时间需要 18～24 个月,甚至更长,治疗费用也更高,而且治愈率较低,甚至可导致死亡。如果耐药肺结核患者将此病传染给其他人,被感染者一旦发病也是耐药肺结核。所以,一定要遵从医嘱,不能根据症状的有无来决定是否用药。

9.肺结核治愈的标准是什么?

结核病的临床治愈标准如下:

(1)给予合理用药方案,完成结核病的疗程。

(2)痰菌连续呈阴性;痰结核杆菌涂片至少 2 次阴性,痰结核杆菌培养呈阴性,且每次至少间隔 1 个月。

(3)病灶完全吸收或不活动。

(4)咳嗽、咳痰及其他相关症状消失。

10.肺结核会自己痊愈吗?

少数病情比较轻的结核患者,在自身机体免疫力比较强的情况下,可以出现自愈。但大部分患者确诊为肺结核后,需要进行积极的治疗才能痊愈。因此,肺结核患者应及时就医,以免病情加重而发生危险。

11.肺结核治愈后会复发吗?

肺结核治愈后复发概率并不大,根据相关统计,肺结核的复发率在2%～5%。经过规律、规范的抗结核治疗,达到临床治愈的结核患者,如果自身免疫力正常,一般不容易复发。

肺结核治愈后复发的主要原因有两个:一是之前治疗不彻底,当各种原因导致机体抵抗力下降的时候,体内结核杆菌二次繁殖生长导致复发。例如,艾滋病患者、糖尿病患者、出现自身免疫病者,或者服用了影响免疫力类药物者,是易复发人群。二是自身病灶已恢复,但是因为外源性再感染导致疾病复发。

12.结核性胸膜炎的预后如何?

结核性胸膜炎患者在疾病早期,如果能得到及时规范的治疗,大部分预后良好。如果延迟诊断、不规范治疗则会导致病情恶化,可能转变为慢性包裹性的胸腔积液,甚至变为结核性脓胸,导致疾病迁延不愈,内科治疗效果不佳。慢性包裹性胸膜炎与结核性脓胸通常需要外科手术处理。

同肺结核一样,多数结核性胸膜炎患者在坚持规律、规范、全程的治疗之后,结核性胸膜炎很少复发。但如果患者合并免疫低下的基础疾病,如糖尿病、艾滋病,或者使用其他免疫抑制剂,也有可能导致疾病复发。

13.支气管结核的预后如何?

气管、支气管结核的预后与病变范围及病变侵犯黏膜及支气管的程度相关,若能早期发现、及时诊断、规范治疗,一般预后良好。但如果存在气管狭窄或气管软化,可出现阻塞性炎症、肺不张等疾病,可能会危害患者生存质量,预后不好。

14.肺结核治愈后还有传染性吗?

肺结核临床治愈的标准之一就是痰细菌学阴转,因此肺结核患者按照规定的治疗方案完成全疗程,达到治愈标准后,就不再有传染性。

15.肺结核患者能否正常工作和学习?

肺结核初期,疾病处于进展期,很多患者还具有传染性,此时应暂停工作和学习,立即接受正规治疗。经规范治疗后,患者症状会逐步缓解,传染性明显下降,当符合复工复学标准时,可由医生判断并开具复工复学证明。

16.肺结核患者如何进行中医调护?

肺结核属于中医的"肺痨"范畴,肺痨的发生及转归主要取决于患者正气的盛衰、病情的轻重及治疗是否及时。若诊断及时、早期治疗,可逐渐康复;若误诊失治,邪气壅盛,病情可加重,甚则恶化,由肺虚渐及脾、肾、心、肝,则五脏皆损。

在药物治疗的同时,肺痨患者还应注重饮食,摄生(养生)等综合调理,这对于病情缓解和康复都具有重要作用;平素要保养元气,爱惜精血,增强正气以促进机体恢复。同时,患者应正确面对此病,保持乐观开朗的情绪,避免忧思恼怒对人体的不利影响。

(丁彩红　张文相　任玉莲　熊瑜)

容易破溃流脓的淋巴结核

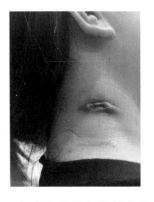

1.什么是淋巴结核?

淋巴结核,中医又称其为"瘰疬"或"老鼠疮",是由结核分枝杆菌感染淋巴结引起的一种疾病,是比较常见的一种结核病。

2.淋巴结核有哪些表现?

淋巴结核多表现为在颈部,也可以在腋窝、颌下、腹股沟等部位长出疙瘩,有的会出现局部红肿、疼痛,如果身体抵抗力差则逐渐增大,过段时间皮肤颜色逐渐变紫,最终破溃流出脓液,经久不愈。部分患者可有午后低热、盗汗、乏力、食欲缺乏、消瘦等全身症状。因此,对于淋巴结核,患者一定要引起高度的重视。

3.如何判断是否得了淋巴结核?

该病患者检测血结核抗体为阳性、PPD 试验为强阳性、γ 干扰素释放试验为阳性,超声可发现肿大淋巴结,CT 增强扫描可见淋巴结环形强化等。对于浅表的淋巴结,可以通过针吸或切除淋巴结活检,如果穿刺脓液或病灶中找到结核分枝杆菌或病理符合结核病改变则可明确诊断。对于深部的淋巴结,比如肺门、纵隔淋巴结可以通过气管镜进行穿刺活检。对于活检比较困难的腹腔淋巴结,需要医生结合患者的其他情况进行综合判断。

4.淋巴结核该如何治疗?

淋巴结核治疗和普通肺结核抗结核治疗原则相同,但总疗程至少 1 年。部分患者会出现淋巴结核脓肿或者破溃,如果出现这种情况,需要在全身抗结核基础上采取外科手术治疗。此外,还可以应用中药贴敷、内服及免疫治疗。

5.淋巴结核能治愈吗?

绝大部分患者是可以治愈的,早期发现、早期诊断和早期治疗,积极的抗结核治疗辅以必要的局部处理,治愈率可大大提高。如果抗结核治疗不规律,病情可能反复甚至迁延不愈,易导致耐药结核的发生,耐药结核治疗效果差,预后较差,需要调整药物治疗。若接受治疗后病情仍然反复迁延不愈,需考虑合并有非结核分枝杆菌病的可能性。

6.淋巴结核治愈后容易复发吗?

淋巴结结核复发率为 2%~5%,经过正规治疗之后总体复发率比较低。但有一部分患者不能坚持完成全部疗程,则将来的复发率会比较高。所以一旦确诊淋巴结结核之后,患者需要到正规医院接受正规治疗并完成疗程,提高治愈率,降低复发率。

7.正规抗结核治疗过程中为什么还会出现淋巴结化脓甚至破溃的现象?

从临床上来说,在正规抗结核治疗过程中仍有约 20% 患者的淋巴结会发生化脓形成结核性脓肿,这种现象为局部淋巴组织对结核蛋白的变态反应所致,可在继续全身抗结核治疗、适当延长强化期的基础上局部切开引流换药或行外科手术。

8.淋巴结核出现了破溃是好还是坏?

这需要综合患者的临床症状来看。大部分淋巴结核肿大到一定程度,肿块会逐渐软化,形成脓肿,且表面发红,最终破溃流脓。如果朝体表方向破溃,此时破溃可以缓解局部红肿热痛的症状,部分患者脓液流出后淋巴结核逐渐治愈好转;少数淋巴结核可以朝体内深部组织破溃,可以引起结核病灶的播散,进一步加重病情,出现一系列并发症。例如,纵隔淋巴结结核破溃,脓液浸润到肺,导致肺部病变增多增大,此时需要到专科医院进一步诊治。

9.淋巴结核严重吗?

淋巴结核的严重程度要看具体的情况,相对于普通肺结核病情要严重一些,治疗难度偏大,需治疗的周期较长。如果淋巴结核早期发现、早期规范治疗的话,就不严重;如果诊断较晚、病情较重,淋巴结有明显脓肿,或已经破溃,而且有血液播散的话,那么病情就比较严重了。但淋巴结核是可以治愈的疾病,经过规范的抗结核治疗,大部分患者都能够得到彻底的治愈。

（张玉霞　聂文娟　丁彩红）

隐匿的消化系统结核

1.消化系统结核指哪些部位的结核?

消化系统结核仅次于肺结核,因为无特异性临床症状及体征,起病又比较隐匿,极易与其他常见消化系统疾病相混淆,在各种慢性消化系统疾病中应重视结核病的可能。消化系统结核包括口腔、食管、胃、肠、肛门,以及肝、胆、胰、脾等脏器和肠系膜淋巴及腹膜结核等,其中以肠结核和腹膜结核最多见。

2.什么是肠结核?

肠结核是临床上比较常见的肺外结核病,是指结核分枝杆菌引起的肠道慢性特异性感染。肠结核主要是由人型结核分枝杆菌引起,少数地区是因为饮用了未经消毒的带菌牛奶或乳制品而发生牛型结核分枝杆菌肠结核。绝大多数肠结核是继发于肠外结核,特别是开放性肺结核。

3.肠结核都有哪些表现?

患者临床表现多为腹痛、腹泻与便秘、腹部肿块,以及午后发热、盗汗、乏力等全身症状。患者疼痛的部位与病变部位有关,多位于右下腹,少数为脐周或全腹痛,一般进餐后可诱发或加重腹痛,这与进餐引起胃回肠反射或胃结肠反射,使肠蠕动增加,或肠内容物通过炎症、狭窄肠段引起病变部位肠痉挛有关,排便或肛门排气后腹痛可得到不同程度缓解。腹泻的严重

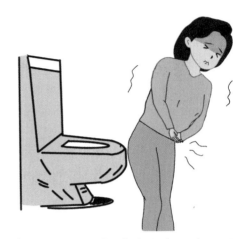

程度会根据病变发展程度而不同,严重者每日可达十几次,常有黏液,一般无脓血。有时候患者会出现腹泻与便秘交替,这是肠道功能紊乱的一种表现。

4.如何诊断肠结核?

有肠外结核病史的患者,当出现了慢性腹痛、腹泻、腹胀、腹泻与便秘交替现象,并伴有发热、盗汗、乏力等全身症状时应高度怀疑肠结核可能。通过对粪便进行结核杆菌培养、抗酸染色涂片及分子生物学技术检测结核分枝杆菌可明确诊断。此外,还可以通过腹部 CT 及磁共振影像和肠镜活检的方式,对患者病症类型进行明确诊断。

5.肠结核有哪些并发症?

肠结核最常见的并发症是肠梗阻,一般为不完全性肠梗阻,少数可发展为完全性肠梗阻。肠梗阻的主要临床症状是腹痛、呕吐、腹胀、停止排气和排便。少数患者还可以发生肠穿孔、肠出血、腹腔脓肿、瘘管形成等并发症并出现相应的临床表现。例如,肠穿孔则表现为剧烈的腹痛,并且症状持续加重,有时会出现恶心呕吐,腹部会出现板状腹,此时容易发生感染中毒性休克,甚至危及患者生命。如果患者出现肠结核的并发症,需要马上去医院诊治。

6.得了肠结核该如何治疗?

诊断为肠结核后需要进行规律的抗结核治疗,总疗程 1~2 年。对于完全

性肠梗阻、急性肠穿孔,或慢性肠穿孔形成肠瘘或者是周围脓肿的患者,经积极内科治疗无效的,可考虑手术治疗,术后还应该坚持常规的抗结核治疗1年。除了抗结核治疗和手术治疗,还有一般治疗,对于腹痛患者可用抗胆碱能药物;对于摄入不足或腹泻严重者应注意纠正水、电解质与酸碱平衡紊乱;对于不完全性肠梗阻患者,需禁饮食,并进行胃肠减压和补液治疗。

大部分肠结核患者是可治愈的。但如果肠结核发现较晚,肠道已经出现狭窄梗阻表现,肠结核很难在短时间内治愈,疗程会明显延长。如果出现肠穿孔,可能会有生命危险,预后不良。

此外,肠结核患者平时的饮食习惯也非常重要,应以营养充分、易消化、少渣、无刺激性的食物为宜,并少食多餐、细嚼慢咽,还要适量添加新鲜蔬菜水果,预防肠梗阻的发生。

7.肠结核患者肠穿孔后该如何治疗?

当肠结核患者出现剧烈的全腹部剧烈疼痛,腹部有明显压痛及反跳痛时应警惕肠穿孔。肠穿孔容易出现发热、寒战、心率加快、血压下降,甚至出现感染中毒性休克,这时需要立即就医,配合医生检查找到发生穿孔的部位,及时进行手术治疗,术后要继续规范抗结核治疗。

8.肠结核治愈后会复发吗?

肠结核如果不规律治疗,就容易导致病情的反复。若患者遵医嘱规律抗结核治疗并完成疗程,确定治愈之后再停药,并且注意规律饮食、规律作息、适当地进行体育运动、多补充高维生素的食物,以提高机体免疫力,那么肠结核复发的可能性就很小了。

9.什么是结核性腹膜炎?

结核性腹膜炎是由结核分枝杆菌感染腹膜引起的腹腔慢性炎症,是临床常见的腹腔结核病。除有发热、乏力、盗汗、消瘦等结核中毒症状外,还有腹痛、腹胀、腹泻和便秘的表现。患者在检查腹壁的时候会有柔韧的感觉,有些会出现腹部包块或腹腔积液,严重时可伴有肠梗阻或肠穿孔。

10.如何治疗结核性腹膜炎?

该病治疗原则同肺结核一样,疗程至少12~18个月。此外,结核性腹膜炎还可以根据情况进行腹腔穿刺抽液、糖皮质激素治疗及外科手术治疗。结核性腹膜炎患者需要改善饮食、加强营养,应摄入高热量、高蛋白、易消化的食物,增强体质、增加抵抗力。粘连型或干酪型结核性腹膜炎患者需少吃含纤维素过多的食物,含纤维素较多的食物能增加肠蠕动,诱发肠梗阻。不能进食的患者需要摄入足量的肠外营养。对于内科治疗无效的肠梗阻、肠穿孔或腹膜炎形成肠瘘者可行外科手术治疗,术后需要继续规范抗结核治疗完成疗程。

11.肠结核和结核性腹膜炎有什么区别?

结核性腹膜炎是指结核分枝杆菌感染到腹膜上,并在腹膜腔里生长繁殖,一般主要表现是腹腔积液、腹膜增厚。

肠结核指的是结核分枝杆菌感染在肠道里,在肠道里生长繁殖,造成肠结核,可表现为肠梗阻或肠穿孔。

12.结核性腹膜炎患者会有哪些后遗症?

结核性腹膜炎的后遗症主要有肠梗阻、肠穿孔、肠瘘和腹腔脓肿。如果有腹水可能会有腹膜、肠管、肠系膜等粘连,容易诱发肠梗阻,主要症状有腹胀、腹痛、恶心、呕吐、停止排气和排便等。如果出现绞窄性肠梗阻,还可以引起肠坏死、休克。肠穿孔的主要表现为腹痛,呈持续性剧烈腹痛,疼痛范围与腹膜炎的扩散程度有关,肠穿孔患者容易出现感染中毒性休克。肠瘘一般多见于干酪性腹膜炎患者,往往同时有腹腔脓肿的形成。如果是女性患者,可能会造成输卵管或者卵巢的粘连,导致不孕。

13.结核性腹膜炎治愈后容易复发吗?

结核性腹膜炎经过规律抗结核治疗,可以完全治愈,且复发概率很低。治愈后患者需要规律饮食、规律作息、适当地进行体育运动、多补充高维生素的食物,以提高机体免疫力,预防肠梗阻发生。

14.什么是肝结核?

肝结核是指结核分枝杆菌感染肝脏引发的结核病,患者以青壮年居多,临床上比较少见。大多数肝结核是全身粟粒结核的一部分,故称为继发性肝结核。原发性肝结核指结核累及肝脏,并成为全部临床症状的原因;或者当发生肝结核时,其他部位结核病灶已自愈或非常隐匿而未被发现,使肝脏成为唯一发现结核的器官。原发性肝结核波及胆道时也称为原发性肝胆结核。

单纯的肝结核没有传染性,不会传染给家人,合并活动性肺结核时有一定的传染性,肺结核会传染给家人。

15.肝结核患者有哪些表现?

肝结核临床症状与肝结核病变侵及范围及病变程度有关,好发于中青年,大多数起病缓慢,发热是最常见的临床表现,常伴有食欲缺乏、乏力、盗汗、消瘦等,还可出现肝脏肿大、肝区或右上腹胀、腹痛、恶心、呕吐等表现。70%以上的肝结核患者有肝区触痛,少数患者可出现黄疸、腹水、贫血等症状。

16.肝结核严重吗?

肝结核一般不严重,往往是全身粟粒性结核的肝脏表现,一般情况下临床表现缺乏特异性,容易被忽略。对于活动期肺结核的病患,如果出现肝区疼痛以及黄疸时,应高度怀疑伴有肝结核的可能。

肝结核一般都能被彻底治愈。由于肝脏有很强的再生修复和防御能力,因而肝结核有自我愈合的倾向。如果是耐药结核,治疗上比较困难,但近年来由于贝达喹啉、德拉马尼等新药的加入,明显提高了耐药结核的治愈率。

17.如何治疗肝结核?

肝结核治疗原则与肺结核一样,需要规律抗结核治疗,但总疗程需 12 个月以上。若伴有中重度肝功能损害,可以应用对肝损害较小的抗结核药物组成治疗方案,疗程可以延长至 18 个月。部分肝结核患者伴有肝功能损害,因此在抗结核治疗的同时需要常规进行保肝治疗。对于肝脓肿破裂者,可以考虑穿刺引流,或充分抗结核治疗后行肝叶切除术,手术后需要继续规律抗结核治疗。

肝结核如果能早期诊断并给予规律抗结核治疗,一般预后较好,不容易复发,需要定期复查。如果是结核性肝脓肿向胸腹腔穿破者,或巨大脓肿破裂者,则预后较差。婴幼儿肝结核病情多危重,预后不良。

18.什么是脾结核?

脾结核是指脾脏由于结核分枝杆菌感染后所形成的结核病变,是一种临床少见的腹腔内脏结核。脾结核临床上缺乏典型症状及检查手段,临床诊断比较困难,根据病理变化分为粟粒型、结节型、脓肿型及钙化型。

19.脾结核患者有哪些临床表现？

脾结核临床表现主要有发热、乏力、消瘦、盗汗、贫血及左上腹部隐痛不适，脾大为其主要体征，随着病情进展，脾脏逐渐肿大，可出现季肋部疼痛不适，还可以表现为胃部或胸部不适。如果患者伴有血小板减少，可出现皮肤黏膜及肠道出血。

20.如何治疗脾结核？

脾结核的治疗原则同肺结核，需要规律抗结核治疗，但总疗程需 1 年左右，其中脓肿型重症脾结核疗程更长，一般为 1～2 年。若脓肿性脾结核脾实质大部分被干酪坏死组织代替，抗结核药物难以起效，在抗结核治疗无效的情况下可手术切除脾脏，术前应行 1～2 个月强化抗结核治疗，术后仍需要继续抗结核治疗 1～2 年。早期发现、早期治疗，该病一般预后良好；若发现晚，病情重，治疗不及时或有耐药情况时预后不良。

21.什么是胰腺结核？

胰腺结核是指由于结核分枝杆菌侵入胰腺所引起的慢性特异性感染性疾病，是临床少见疾病，在胰腺疾病中十分罕见。胰腺结核大多继发于身体其他部位的结核病，临床上胰腺结核诊断比较困难，容易漏诊和误诊。其主要表现为上腹部疼痛、饱胀不适、不明原因发热，有时可触到包块。单纯的胰腺结核无传染性，合并活动性肺结核时，肺结核有一定的传染性。

22.得了胰腺结核该如何治疗？

胰腺结核治疗原则同肺结核，都需要规律抗结核治疗，疗程为 1 年左右，必要时可延长时间。强化期经抗结核治疗后，若出现结核性脓肿或结核性腹膜炎、空肠瘘或肠道、胆管梗阻者则需要进行相应的手术治疗，术后应继续抗结核治疗。

胰腺结核是可以治愈的，如果能早期诊断并及时正规抗结核治疗，预后良好；若发现比较晚，病情重，诊断时已合并多种并发症，或未规律抗结核治疗，则可能导致结核播散或急性胆管炎、重症胰腺炎等严重并发症，预后可能不良。

（熊瑜　丁彩红　程永香　李雪莲）

最严重的结核病——结核性脑膜炎

1.什么是结核性脑膜炎?

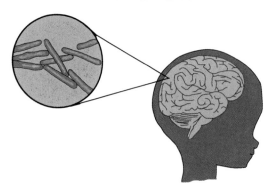

结核性脑膜炎是由于结核分枝杆菌造成颅内感染所致,往往累及脑膜,也累及脑神经、脑实质、脑血管和脊髓,所以结核性脑膜炎应该是最严重的结核病。

单纯结核性脑膜炎不具有传染性。但结核性脑膜炎多为全身粟粒性结核病的一部分,通过血行播散而来,也可继发于肺结核、淋巴结核等器官的结核病原。如果该病继发于肺结核,则肺结核具有传染性。

2.结核性脑膜炎的患者有哪些表现?

结核性脑膜炎患者的症状多为低热,也可以出现高热,伴有乏力、盗汗、食欲缺乏、头痛、头晕、恶心、呕吐,甚至是意识障碍;如果视神经有损害,则表现为视力减退或象限盲,甚至失明;如果侵及脑实质和脊髓则可以出现癫痫、昏迷、偏身感觉障碍、肢体瘫痪、四肢手足震颤、截瘫、排尿、排便障碍等表现;若颅内压过高,可并发脑疝而危及生命。

3.结核性脑膜炎能治愈吗?

结核性脑膜炎能否治愈要根据患者病情情况而定,成人死亡率可达15%～20%。结核性脑膜炎应采取以有效抗结核药物为主的综合治疗,需选用易透过血脑屏障的抗结核药物治疗,总疗程为12～18个月。如果病情较轻,发现早、治疗及时,大部分患者是可以治愈的。若结核性脑膜炎病情重,诊断和治疗被延误,病变累及脑实质及脊髓时,会引起意识障碍、精神症状、偏瘫、失语等症状,治疗效果及预后可能较差。

4.结核性脑膜炎患者会有后遗症吗?

大部分患者如果在早期经过充分、正规的治疗,是可以治愈的,同时不遗留后遗症。但仍然有部分患者会存在各种后遗症,常见后遗症如下:①精神方面的后遗症:患者会出现不同程度的情绪异常,如幻想、易怒、傻笑、眼神呆滞、精神倦怠等。②脑力智力方面的后遗症:表现为记忆力下降、反应迟钝等,此后遗症在临床上较为常见。③肢体方面的后遗症:肢体以及语言方面的改变或者障碍,具体表现为语言表达不清、行为受限、走路不稳等症状。

5.结核性脑膜炎会复发吗?

结核性脑膜炎患者如果治疗不规范、不彻底是会复发的。例如,当患者免疫功能低下时,残留的结核分枝杆菌会死灰复燃,导致结核性脑膜炎复发。所以,结核性脑膜炎患者即使治愈后,也需在日常生活中注意休息、合理搭配营养,养成良好的生活习惯,以提高免疫能力,同时也要定期复查。

6.结核性脑膜炎治疗中患者需要注意什么?

结核性脑膜炎急性期患者一定要卧床休息,一般需要卧床3个月甚至更长时间,在疾病治疗期间要避免劳累,保证睡眠充足;同时,也要注意保持环境安静,每天开窗通风保持空气新鲜。患者的饮食要避免辛辣、油腻的食物,可以多吃富含维生素和优质蛋白的食物。用药期间,家属要注意观察患者的用药反应,如果出现肠胃不舒服、肝肾功能异常、视力减退、听力障碍等,要及时就医。

7.结核性脑膜炎治疗过程中需要定期复查哪些项目?

一般抗结核治疗后需要患者定期复查血常规、血沉、肝肾功能、电解质、尿常规等项目,若服用喹诺酮类药物,则需要定期复查心电图,看是否有 QT 间期延长;若服用利奈唑胺,则注意是否有骨髓抑制、视力减退及周围神经炎的表现。此外,结核性脑膜炎还需要定期复查脑脊液以了解脑压是否正常。

(丁彩红　孙小燕　熊瑜)

容易导致不孕不育的生殖系统结核

1.什么是女性生殖系统结核？

女性生殖系统结核是指结核分枝杆菌感染女性生殖器官引起的特异性炎症性病变，包括卵巢结核、输卵管结核、子宫结核、腹膜、盆腔结核、外阴及阴道结核，好发于 20～40 岁成熟女性。该病以输卵管结核多见，多发生于输卵管壶腹部，是输卵管性不孕的主要原因；其次是子宫内膜和盆腔腹膜，盆腔结核一般会导致月经不调、继发性闭经、不孕等。

2.什么是男性生殖系统结核？

男性生殖系统结核是指结核分枝杆菌侵入前列腺、精囊、睾丸、附睾、输精管以及阴茎引起的慢性特异性病变。其主要来源于其他部位结核灶的血行播散，是男性不育症发病率增加的主要原因，最常见的是附睾和睾丸结核。

男性生殖系统结核是有一定传染性的，特别是分泌物当中有结核杆菌存在时，在同房过程中可能会传染给对方。

3.生殖系统结核会影响生育吗？

生殖系统结核对生育是有影响的，具体影响情况需要看结核病变所累及生殖器的情况，累及的生殖器官越多、病变范围越广泛，生育就越困难。单纯盆腔腹膜结核，未累及卵巢、输卵管、子宫时，经过正规抗结核治疗，大多数患者都是可以生育的，但卵巢结核、输卵管结核、子宫内膜结核则可能会导致患者不孕或者流产。有过生殖系统结核的患者，怀孕要比正常女性困难。

4.生殖系统结核患者该如何治疗？

治疗原则同肺结核，均需要正规抗结核治疗，总疗程为 1 年，对于复治患者可延长至 1 年半，若有耐药结核病证据则需按耐药结核方案进行治疗，以达到彻底治愈，避免复发和防止并发症。若内科保守治疗效果欠佳，根据情况可采取手术治疗，术前及术后均应充分进行抗结核治疗，术前需抗结核治疗 2 个月以上，术后需继续抗结核治疗至完成疗程。

5.女性生殖系统结核患者治愈后可以做试管吗？

一般来说，结核病治愈半年以后可以考虑正常妊娠，但是应该结合自身的具体情况而定，并详细咨询专科医生进行综合判断。对于女性生殖系统结核患者，如果早期经过积极的抗结核治疗，自然受孕的可能性还是很大的。如果不能自然受孕也可以采取试管婴儿技术做人工助孕。试管婴儿的成功率和女性生殖系统结核严重程度有关，生殖系统结核越严重成功率就越低，怀孕以后流产的概率也相对较高。

6.生殖系统结核患者可以同房吗？

有生殖系统结核的情况下是不推荐进行性生活的，尤其是在活动期，如果此时频繁性生活很可能会导致病情反复或者加重。而且如果生殖器分泌物中有结核分枝杆菌存在，在性生活过程中可能会把结核传染给对方。

（丁彩红 熊瑜）

不易被早期发现的泌尿系结核

1.什么是泌尿系结核？

泌尿系结核是指结核分枝杆菌感染肾脏、输尿管、膀胱或男性前列腺、睾丸、附睾、输精管等部位引起的一系列病变。泌尿系统中最常见、最先发生结核的器官是肾脏，如果肾结核未得到及时诊断和有效的治疗，肾脏内含有结核分枝杆菌的尿液下行向输尿管、膀胱及尿道播散，会形成输尿管结核、膀胱结核及尿道结核，甚至波及男性生殖系统。

泌尿系结核多见于青壮年，男性患者比女性患者的数量多1倍。除结核病常见症状外，患者主要表现为尿频、尿急、尿痛等症状，有些患者还可以出现血尿、脓尿、腰疼以及排尿困难等症状。

2.泌尿系结核与泌尿系感染有什么区别？

泌尿系结核与泌尿系感染症状比较相似，如果患者出现尿频、尿急、尿痛等症状，需要到医院进行检查，以确认是否有泌尿系疾病。泌尿系感染用药1～2

周一般都能改善或痊愈,如果用药后症状不缓解或反复,则应注意是否有泌尿系结核。

3.什么是肾结核?

肾结核是由结核分枝杆菌感染肾脏所引起的疾病,是全身结核的一部分,一般都是继发于其他部位的结核病灶,绝大多数继发于肺结核血行播散,部分是邻近部位结核浸润。肾结核多为泌尿系结核的起始部位,可逐步蔓延到输尿管、膀胱、尿道。

肾结核患者早期除常见结核病症状外,一般无明显特征性表现,但随着病情的进展,可能会出现尿频、尿急、尿痛,甚至尿失禁的现象。另外,血尿也是肾结核患者重要的症状,出现率约为 70%,多为终末血尿,严重的时候混有血块;脓尿发生率约为 20%,严重者尿色会呈米汤样,也可为脓血样;有时还会有腰痛症状,发生率约为 10%。

肾结核是有一定传染性的,但传染性较低,只有正常人接触到患者尿液中的结核分枝杆菌,才会通过直接接触的方式进行感染。例如,在进行性生活时,尿液中的结核分枝杆菌有可能会通过尿道进入对方的生殖系统。

4.肾结核严重吗?

肾结核的严重程度,取决于发病时间的长短以及肾脏遭到破坏的程度。如果肾结核发现得比较早,肾脏功能未被破坏,那肾结核就不算很严重。如果肾结核发现得比较晚,而且肾脏破坏严重,尤其是对输尿管、膀胱等重要泌尿系统脏器造成了损伤,那后果就比较严重了,有可能发展成为慢性肾衰,甚至是尿毒症。

5.什么是肾自截?

肾结核病灶中有大量钙盐沉积,导致整个肾脏广泛钙化,并混有干酪样物质,使肾功能完全丧失,输尿管完全闭塞,含结核分枝杆菌的尿液无法流入膀胱,膀胱结核逐渐好转,病变逐渐愈合,膀胱刺激症状也逐渐缓解,尿液检查趋于正常,这种情况被称为肾自截或油灰肾。实际上此时肾脏病变仍然存在,并需要患者进行肾切除。因为这时的肾脏已经完全没有功能了,而且里面还有结核病灶。但是患者在做肾切除之前,一定要先充分进行抗结核治疗,做完肾切除后,还要继续进行抗结核治疗。

6.肾结核患者该如何治疗?

肾结核的治疗原则同肺结核,需要规律抗结核治疗,疗程为 9～12 个月。如果患者病情比较严重,可考虑手术治疗,在充分抗结核治疗的基础上行肾切除术、肾脏病灶清除术或解除输尿管狭窄的手术,手术后应继续抗结核治疗。

90%～95% 的肾结核早期(未波及膀胱)患者进行规律抗结核治疗后,是可以治愈的,预后比较好,不会留有后遗症和复发。若不规律抗结核或发现比较晚,诊断时已经伴有严重膀胱结核,造成严重肾积水或肾衰竭,则预后不好。

(李雪莲　熊瑜)

容易被误诊的骨结核

1.什么是骨结核?

骨结核是由于结核分枝杆菌感染骨或关节面引起骨破坏性的病变,俗称"骨痨",是常见的一种肺外结核,骨结核最好发生的部位是脊柱及四肢关节。

2.什么是脊柱结核?

脊柱结核是指脊柱感染结核分枝杆菌引起的脊柱病变,通常继发于肺结核,脊柱结核占全身骨关节结核的 50%。在整个脊柱中,腰椎的活动度最大,腰椎结核发生率也最高,胸椎次之,骶、尾椎结核则少见。患者除有结核病常见症状外,还有脊柱的疼痛。如果结核发生在腰椎或胸椎,患者会出现腰痛或后背痛;如果结核发生在颈椎,患者会出现颈部的疼痛,一般开始为隐痛,然后疼痛逐渐加重,伴有胸腰部或颈部活动受限。部分患者还会有脊髓压迫的症状,如运动障碍、二便障碍,甚至出现截瘫。

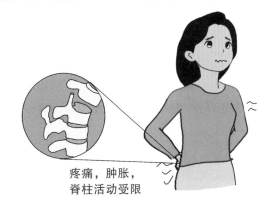

疼痛,肿胀,
脊柱活动受限

脊柱结核本身没有传染性,因为脊柱结核没有明显的对外传播途径。一般脊柱结核常继发于肺结核、胃肠消化道结核，如果合并肺结核，则活动性肺结核具有传染性。

3.脊柱结核患者该如何治疗？

治疗原则同肺结核，需要规律抗结核治疗，总疗程为 9～18 个月。除了抗结核治疗外，如果出现严重并发症，如后凸畸形、椎体破坏继发脊柱不稳、截瘫等，可在充分抗结核治疗基础上行手术治疗，术后需要继续抗结核治疗。

4.脊柱结核能治好吗？

通过规律抗结核及手术治疗，脊柱结核通常可以治好，对于具有手术指征的患者应在抗结核治疗后进行手术治疗，清除病灶，解除神经根或脊髓压迫，促进骨质愈合，稳定脊柱。脊柱结核通常不会复发，但是如果治疗不规律，手术时处理不当，或耐药菌出现，都可以造成复发。

（聂文娟　熊瑜）

少见的结核病

1.什么是眼结核？

眼结核是由结核分枝杆菌所引起眼部组织的一种慢性肉芽性增殖性疾病，眼部组织除晶状体外均可发生结核，但眼结核在结核病中并不多见，只占 1%～2%。眼结核具有一定的传染性，眼分泌物中有结核分枝杆菌时可通过破损黏膜传染给他人。

眼结核患者常常会出现眼部分泌物增多、流泪、瘙痒以及眼睛发红的症状，有些还有可能会出现眼睛疼痛、结膜出现红斑等症状；如果没有得到及时有效的治疗，还会出现视力模糊、视力下降。

2.眼结核患者该如何治疗？

治疗原则同肺结核，在抗结核治疗的基础上适当应用激素可使病变部位的纤维组织消散，防止并发症发生；还可以局部治疗，对局部溃疡面可局部应用药物软膏。如果局部损伤比较严重，有明确病灶，可在充分抗结核治疗的基础上行手术治疗以改善局部症状,减轻疼痛。

眼结核如果规律抗结核治疗,大部分是可以治愈的,且一般不会复发。

3.反复鼻部不适有可能是鼻结核吗?

鼻结核的患者常表现为"长期感冒",鼻中多结痂、易出血,严重时会因鼻腔受阻,导致呼吸困难。若长期反复鼻部不适,有可能是鼻结核惹的祸,应到耳鼻喉科检查,排除鼻结核可能性。

4.出现哪些临床表现需要警惕耳结核?

耳结核是由于结核分枝杆菌感染耳部引起的疾病,早期患者可有耳内的堵塞感以及闷胀感,同时还会出现持续性耳鸣、听力下降,有些患者外耳道可出现脓性分泌物。

5.什么是喉结核?

喉结核是结核分枝杆菌感染了喉部引起的喉部黏膜病变,患者会出现声音嘶哑、发声困难、咽喉疼痛等症状。喉镜检查可以发现双侧声带有白色的分泌物或新生物,有时候喉结核很容易与喉部肿瘤相混淆,可以取声带的白色分泌物或新生物进行结核分枝杆菌培养和分子生物学检测,活检病理可协助诊断喉结核。

喉结核具有传染性,其往往继发于肺结核,如果病变比较严重,可以通过飞沫传染给其他人,所以喉结核患者应佩戴口罩,避免随地吐痰。

6.喉结核患者需要特殊治疗吗?

喉结核患者除了行规律抗结核治疗以外,还可以进行局部雾化以减轻喉部水肿及炎症,或进行喉镜下局部治疗。对于病变较重的患者,内科保守治疗效果欠佳的可在充分抗结核治疗的基础上行手术治疗。如果喉结核患者出现呼吸困难,需要行气管切开缓解呼吸困难症状。

7.喉结核患者的预后如何?

喉结核患者的预后与喉结核的严重程度及治疗是否及时有关,若病情轻、发现早、诊断及时、治疗规律,一般预后良好;若喉结核病变严重、发现晚、治疗不及时,预后可能不佳。若病变侵及软骨或病变导致声带麻痹、瘢痕狭窄,则可出现功能障碍。

8.什么是皮肤结核?

皮肤结核是由结核分枝杆菌直接侵犯皮肤或者由其他脏器结核灶内的结核分枝杆菌经血行或淋巴系统播散到皮肤组织所致的皮肤损害,以四肢皮肤结核最多见。

皮肤结核一般呈慢性过程,可迁延至数年或数十年之久。患者的皮肤损害可有多种表现,如出现斑疹、丘疹、结节、溃疡、瘢痕、硬红斑等,严重者会皮肤溃烂或形成瘘管。

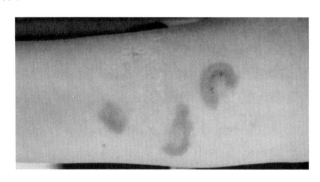

9.皮肤结核患者该如何治疗?

皮肤结核的治疗原则同肺结核,疗程为 12 个月。对于皮肤局部病灶,如果出现破溃及分泌物时需要及时换药或进行局部异烟肼治疗,如果创面无法修复,可在充分抗结核治疗基础上行手术治疗。

患者若能早期发现、及时诊断、规范治疗该病,则一般没有并发症,且预后良好。但是大多数皮肤结核患者早期易被误诊为其他皮肤疾病,所以治疗时病情相对较重,且治疗困难,有少数患者治疗效果不明显,病情容易反复,或出现耐药结核。

10.什么是肾上腺结核?

肾上腺结核主要是由于结核分枝杆菌侵及肾上腺导致的肾上腺疾病。结核分枝杆菌对肾上腺的破坏会损伤腺皮质功能,导致激素分泌水平下降。肾上腺结核患者容易出现疲乏、头晕、乏力、低血糖、低血压、食欲差、皮肤颜色发黑等症状,也称之为"肾上腺皮质功能低下"。甚至有些患者经过一次感冒后,就会出现明显的低血压,或者休克状态。

11.肾上腺结核患者该如何治疗?

部分肾上腺结核患者在抗结核治疗的同时需要适当补充糖皮质激素,甚至有些患者需要终身服用糖皮质激素,如果中断有可能发生肾上腺危象,会有生命危险。如果需要,患者也可在充分抗结核治疗基础上行手术治疗,术后仍需要规律抗结核治疗。

(姚岚　李雪莲　熊瑜)

让人头疼的并发症

1.该如何治疗结核病合并糖尿病的患者?

结核病和糖尿病两病共存时会相互影响、互为因果。糖尿病患者是结核病的高发人群,患病率比普通人群高 4～8 倍;活动性结核病也可加重糖尿病,因此在治疗上必须两病同时治疗。

与单纯糖尿病患者相比,两病共存的患者可以适当放宽饮食控制,总热量及蛋白质的摄入量应该相比单纯糖尿病患者适当增加,降糖药物应首选胰岛素。两病共存的患者抗结核治疗的原则不变,但是疗程会根据病情变化有所延长。

2.结核病合并糖尿病患者应如何更好地控制血糖?

结核病合并糖尿病患者应首选胰岛素控制血糖,在结核病治疗期间,无其他并发症者空腹血糖目标为 4.4～7.0 毫摩尔/升,非空腹血糖应小于 10.0 毫摩尔/升,糖化血红蛋白应小于 7%;并发心脑血管疾病、有心脑血管疾病风险、高龄、结核病病情严重的患者空腹血糖目标为 7.8～10.0 毫摩尔/升,非空腹血糖在 7.8～13.9 毫摩尔/升,糖化血红蛋白应小于 8%。

3.结核病合并糖尿病患者应如何补充营养?需要严格控制饮食吗?

结核病合并糖尿病患者也需要补充营养,关键是应按糖尿病饮食结构进行进食,在降糖药物有效控制下适当地增强营养,多食新鲜蔬菜水果和优质蛋白质（鱼、虾、肉、鸡、鸭等），也应适当摄入脂肪。其中，结核病合并糖尿病患者适当地吃水果可以更好地控制血糖，因为水果中含有大量的微量元素以及维生素，可以吃一些升糖指数不是很高的水果，如苹果、梨、柚子、桃子、百香果、猕猴桃、火龙果等。需要注意的是，吃水果的时间需要在两餐之间，不要随餐吃，每日水果量控制在 150～200 克。

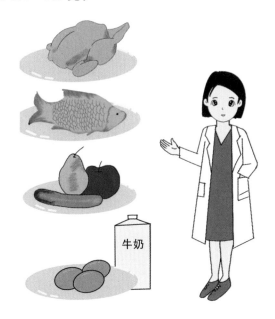

4.得了肺结核还会得肺癌吗？

会的，虽然肺结核患者并发肺癌较少，临床病例不足 1％，但肺结核患者发生肺癌较健康人群发生肺癌高 7％～30％。不过，肺癌并发肺结核较多，临床病例为 10％～15％，肺癌发生活动性肺结核率较健康人群约高 25％。肺结核可增加肺癌发生的风险。

5.肺结核和肺癌并存时患者应如何治疗？

肺结核和肺癌要同时治疗，因为肺癌患者在化疗过程中，身体抵抗力会下降，可能导致肺结核的播散。所以，肺癌患者在化疗之前一定要进行规律抗结核治疗。当进行抗结核药物治疗后，再根据情况予以相应的化疗、放疗、分子靶向药物以及免疫、中医等综合治疗。

6.艾滋病合并结核时应如何治疗？

首先患者需要进行正规抗结核及抗病毒治疗，治疗原则与普通肺结核患者相同。但是使用抗结核药物时，应注意与抗病毒药物之间的相互作用及配伍禁忌，需要在专业医生指导下选择合适的药物，密切观察药物不良反应，注意药物间的相互作用，必要时还需要进行血药浓度监测。

7.合并结核病的高血压患者该如何选择降压药物？

利福平能降低多种降压药物的临床效果，但利福平又是非常重要的抗结核药物，所以合并结核病的高血压患者使用利福平时应尽量避免同时使用钙拮抗剂，尤其是硝苯地平。如果无法避免两类药物合用，建议优先选用氨氯地平以及厄贝沙坦等降压药物，并根据患者的实际血压水平，合理调整降压药物的使用剂量。若患者血压不稳定，可以选用其他抗结核药物代替利福平，如左氧氟沙星、莫西沙星等。使用异烟肼的患者，不应使用双肼哒嗪或含有该成分的复方降压药物，以免异烟肼的血浓度增高，导致不良反应。

（姚岚　熊瑜）

特殊人群结核病

1.什么是老年肺结核？

老年肺结核是指年龄超过 60 岁人群所患的结核病。老年肺结核具有临床症状不典型、起病隐匿、病史长、病情重的特点。老年人常伴有慢性疾病，如糖尿病、慢性呼吸道疾病、心脑血管疾病、结缔组织病、肝硬化等，其不典型的临床症状容易被基础疾病所掩盖，或被误认为是老年人机体衰退的表现，易被医生或患者所忽视。

此外，部分老年肺结核患者无任何临床症状，甚至部分病变较重的患者也没有任何临床症状，等到最后确诊时，往往会发现肺部毁损已经十分严重。因此，老年肺结核还有较高漏诊率和误诊率。在治疗过程中，老年人由于机体器官功能衰退、对抗结核药物耐受性较差、并发症较多，所以老年人出现药物不良反应的频率显著高于年轻人，临床上治疗效果往往较差，有些甚至成为难治性结核病。

2.老年肺结核能治好吗?

老年肺结核的治疗难度较高,但选择合适的治疗方案,规律、足量、全程用药,大部分患者是可以治愈的。但用药治疗时应注意以下几点:①用药种类:因为老年人机体衰退,肝肾功能比较差,故选药方面尽量选用对肝肾功能影响比较小的药物。②药物剂量:老年人代谢能力下降,故要注意药物剂量,如果病情允许,药物剂量要偏小一些。③随访观察:老年结核病随访频率应增高,总体随访时间要长一些,以便及时发现相关不良反应。

3.儿童肺结核有什么特点?

除肺结核的常见临床表现外,儿童肺结核还有以下特点:

(1)肺内空洞少:以原发复合征及支气管淋巴结结核为最多见,大多缓慢起病,轻症多见,部分大年龄儿童,可没有明显症状,或被误诊为感冒迁延而被忽视。

(2)易治愈:如果能及时给予抗结核药物治疗,病变一般在 3~6 个月内吸收或硬化,并在 2 年内钙化,预后良好。

(3)容易播散:在患儿年龄过小、营养不良、免疫力低下时,病变可进展或恶化,容易发生血行播散性肺结核和结核性脑膜炎,这两种结核病是儿童结核病死亡的主要原因。

4.儿童肺结核应如何治疗?

儿童得了肺结核之后,应积极给予抗结核药物治疗,但因为儿童的肝、肾功能没有完全发育成熟,为避免出现药物性肝肾损害,治疗主要选择不良反应相对比较小的药物,如异烟肼、利福平、乙胺丁醇、吡嗪酰胺等,还要依据患儿体重计算药物剂量。疗程一般为 6~12 个月,患者还要定期复查血常规和肝、肾功能,以便随时调整治疗方案。

5.什么是妊娠结核病?

女性在妊娠期间发生结核病或育龄妇女在结核病未治愈时出现妊娠都称为妊娠结核病,最常见的是肺结核。

妊娠可以使结核病情恶化,妊娠期间胎儿生长迅速,患者的新陈代谢相对旺盛,对营养需求量高。由于机体既要满足母体本身需要,又要满足胎儿营养和物质代谢需要,增加了患者各器官的负担,影响了机体免疫力,导致病情加重。此外,妊娠期雌激素增加,可提高肺间质的亲水性,引起肺间质水肿,使患者上呼吸道黏膜充血、水肿、增厚,局部抵抗力下降,容易发生感染,造成呼吸道症状加重。

6.怀孕后得了肺结核对胎儿有影响吗?

怀孕后女性得了肺结核会对腹中胎儿产生一定不良影响,女性如果患有非常严重的肺结核疾病,很容易造成胎儿出现缺氧或者营养不良,从而导致胎儿发育不好甚至死亡。所以,如果女性在孕期患上了肺结核,应尽快到正规医院进行相关治疗,必要时应终止妊娠。

7.分娩对结核病有什么影响?

分娩可加重身体负担,使机体的内分泌、免疫及内脏功能产生紊乱,增加患者体力消耗。正常分娩是否对结核病产生影响,需要根据患者病情决定。如果患者病情不严重,或者已经规范抗结核治疗,心肺功能没有严重受损,只是轻微感染或者是处于结核病灶的恢复期,是可以进行正常分娩的。但是分娩过程中或者产后由于患者机体的免疫功能明显降低,也可能会使结核病的症状加重。分娩可以使原有的结核病恶化,容易引起全身性血行播散性肺结核,从而导致多器官结核,因此,患者产后应严密监测病情变化。

8.妊娠结核病的患者应怎样治疗?

对于妊娠结核病的治疗应综合分析患者的妊娠阶段、病情严重程度等来决定抗结核治疗方案及是否终止妊娠。妊娠 3 个月以内病情较重的患者、血行播散性结核或肺内病变广泛者,应尽早进行充分的抗结核治疗,待结核中毒症状得到改善、病情有效控制后终止妊娠。而病情较轻、不排菌、结核中毒症状不明显的患者,在本人及家属知情同意下,可选择对胎儿影响较小的抗结核药物进行治疗,但有结核短期内加重的风险,且用药后不排除抗结核药物导致胎儿畸形的可能。妊娠 3 个月以上的结核患者,无论是否选择继续妊娠的均需要积极抗结核治疗,具体治疗方案要在医生的指导下因人而定,也不排除抗结核药物导致胎儿畸形的可能。

9.肺结核患者治疗期间可以哺乳吗?

患者如果口服抗结核的药物是不建议哺乳的,因为抗结核药物会通过乳汁进入婴儿体内,被婴儿吸收,而抗结核药物的不良反应比较大,会导致婴幼儿发育的异常。此外,肺结核属于呼吸道传染疾病,由于婴幼儿免疫系统发育不完善,在不能确定自身是否有传染性之前,也不建议哺乳,以免传染给婴幼儿。

（聂文娟　丁彩红　李雪莲）

抗结核药物的不良反应

1.抗结核药物的常见不良反应有哪些?

抗结核药物可能出现多种不良反应,如可能对消化道产生刺激,使患者出现恶心、呕吐;对肝脏及肾脏产生损害,造成转氨酶升高或者尿酸升高;也会对血液产生影响,造成白细胞、红细胞或者血小板减少;也有一些抗结核药物会对视力产生影响,造成视力降低;部分药物可导致关节、肌肉或者跟腱疼痛;还有些会使患者出现过敏反应,如皮疹、皮肤瘙痒、药物热,严重者会有剥脱性皮炎表现;对周围神经造成损伤,如使患者肢体末端麻木或刺痛;此外,还会造成嗜睡、便秘、腹泻等其他不良反应。

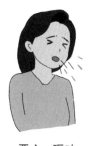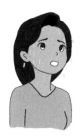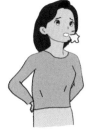

恶心、呕吐　　　　　　药物热　　　　　　　关节疼痛

2.抗结核药物不良反应的处理原则是什么?

根据不良反应的性质、种类和严重程度采取不同的治疗措施,不良反应轻微的患者可在医务人员观察下继续用药治疗,同时采取对症处理;对不良反应较重者应停药并根据具体情况迅速给予相应处理。

3.抗结核治疗过程中出现药物性肝损害该怎么办?

抗结核治疗过程中出现肝功能异常,首先医生要考虑患者是否合并肝结核、病毒性肝炎、自身免疫性肝病等本身肝脏存在的疾病,查明原因后针对病因进行下一步治疗。除患者自身肝脏导致肝功能异常外还可能是抗结核药物导致的药物性肝损害,异烟肼、利福平、吡嗪酰胺等很多抗结核药都对肝功能有损伤。若抗结核药物导致患者肝功能轻度异常时,可以在抗结核治疗同时配合保肝治疗,然后密切观察患者临床症状,1周以后复查肝功能。如果经过保肝治疗以后,肝功能得到好转,抗结核药可以暂时不调整,继续进行抗结核护肝治疗;如果患者的肝功能损伤继续加重,则需随时复查肝功能,必要时停止抗结核治疗,给予静脉药物保肝治疗;如果患者的肝功能出现严重损伤,则需要住院,及时停用抗结核药物,同时进行积极保肝治疗。同时,患者要注意休息,清淡饮食、不抽烟、不喝酒,保证充足的睡眠和休息。

4.抗结核治疗过程中出现胃肠道反应时该怎么办?

抗结核药物所致胃肠反应主要表现为恶心、呕吐、食欲缺乏、腹痛、腹胀、腹泻等。出现上述情况时首先要明确患者是否为药物性肝损害,如为药物性肝损害所致胃肠不适,可依据严重程度决定是否停药,同时积极给药保肝治疗。若排除药物性肝损害,患者可使用些胃黏膜保护剂、止吐药物、胃肠动力药物等处理,必要时需停药或调整治疗方案。

5.抗结核药物引起白细胞降低该怎么办?

服用抗结核药物之后,有可能会出现患者白细胞数明显下降。这时患者首先需要排除是否有血液系统疾病,排除血液系统疾病后,如果白细胞数下降非常严重,可能就需要考虑停用抗结核药物,同时给予升白细胞药物治疗。如果白细胞减少数并不是特别严重,在密切监测白细胞的情况下可以继续抗结核药物治疗。总之,抗结核治疗过程中患者若出现白细胞数下降,需要及时就医听取专业医生的建议。

6.抗结核治疗过程中出现贫血该怎么办?

患者首先要明确贫血的原因。第一,贫血是否由血液病引起。第二,贫血是否和肺结核相关,是结核大咯血引起的失血性贫血,还是结核病消耗或是营养摄入不足导致缺铁、维生素 B_{12}、叶酸造成的贫血。患者如果贫血严重,需要考虑输血;如果贫血还可以耐受,需要寻找原因,积极补充铁剂、维生素 B_{12} 或叶酸。第三,部分抗结核药物会导致骨髓抑制引起贫血,如利福霉素类、利奈唑胺等。如果患者贫血不严重,可不必停药,给予药物对症治疗,同时患者应注意加强营养,适量补充造血物质;若贫血严重,则需要调整抗结核药物并密切监测血红蛋白变化。

7.抗结核治疗过程中出现血小板减少该怎么办?

抗结核药物所致的血小板减少发生率较低,当发生血小板减少时,首先要排除血液病导致血小板减少。其次根据患者血小板减少的程度,采取不同方案。若血小板低于 50×10^9 /升,或短期内下降幅度大,则需停用可导致血小板减少的药物,如利奈唑胺、利福平、莫西沙星等;若血小板降低不明显,可继续抗结核治疗并密切监测,同时给予升血小板药物。

8.抗结核药物导致视力下降、视物模糊该怎么办?

部分抗结核药会导致患者视神经炎,造成视力模糊和下降,严重时甚至失明,最常见的是乙胺丁醇、利奈唑胺。患者在出现视物模糊或视力下降之后,应及时停用乙胺丁醇及利奈唑胺,同时使用维生素 B_6 等维生素,其他药物可以坚持服用,在治疗过程中定期复查视力,多吃一些富含维生素、清淡、利于消化的食物,大多数患者的视力在停药后两周会得到恢复。如果是因乙胺丁醇造成视力严重下降者,视力可能很难恢复。

9.服用抗结核药物出现关节、肌肉疼痛该怎么办?

口服抗结核药后出现关节疼痛,大部分原因是使用了吡嗪酰胺。吡嗪酰胺可能会引起尿酸升高,从而导致痛风性关节炎。如果患者的关节疼痛不是特别明显的话,可以适当调节饮食,特别是不要吃动物内脏、海鲜等会导致尿酸升高的食物,同时要多饮水,这样有利于缓解关节疼痛。如果患者通过调整饮食无法缓解的话,还可以使用一些降尿酸的药物,比如苯溴马隆等。如果患者的关节疼痛比较明显,只能暂时停用吡嗪酰胺,继续使用其他抗结核药物进行治疗,当然还要密切监测患者尿酸的变化情况。此外,部分患者在使用氟喹诺酮药物后也会出现肌肉、跟腱疼痛的情况,若疼痛不严重,可继续用药,同时给予中医理疗来缓解疼痛;若疼痛严重,可停药。

10.口服抗结核药物出现过敏反应该怎么办?

口服抗结核药的过程中如果患者出现过敏反应,要根据具体情况决定怎样处理。对于轻症的过敏反应,如皮肤出现少量皮疹、瘙痒时,可以暂不停抗结核药,同时服用一些抗过敏药物,如氯雷他定、马来酸氯苯那敏等,观察皮疹是否消退。如果这些过敏反应都消失,可以继续服用抗结核药。而对于严重的过敏反应,如全身皮疹、瘙痒严重、药物性高热、过敏性休克等,则需停掉所有抗结核药,并予以抗过敏治疗,等过敏反应消失后可逐一加试抗结核药,以便筛选出是由哪一种药物引起的过敏,从而找出合理的治疗方案。

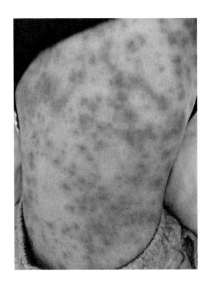

11.抗结核治疗过程中出现肾损害该如何处理?

当患者尿常规检查异常时,应先停用对肾脏有损害作用的抗结核药物,观察肾功能和尿常规。当患者肾功能不全时应注意液体出入量平衡、电解质酸碱平衡,急性间质肾炎时可考虑使用糖皮质激素,少尿患者在无血容量不足情况下可适当应用呋塞米等利尿剂,早期发现和救治及时肾功能多可以恢复,必要时需透析治疗。

12.抗结核治疗过程中出现甲状腺功能减退(甲减)该如何处理?

如果是患者本身有甲减,则需对原发病积极治疗;若为结核病引起的甲减,主要是由于结核分枝杆菌直接感染甲状腺,导致甲状腺结构破坏,造成甲状腺分泌甲状腺激素减少;抗结核药物也可引起甲减,这时需要患者积极补充甲状腺激素改善甲状腺功能,定期复查甲状腺功能。

异烟肼、利福平、丙硫异烟胺、对氨基水杨酸钠等均可影响甲状腺功能,导致甲状腺功能障碍。患者口服抗结核药物时需要定期检查甲状腺功能,平时需注意忌烟忌酒,不要熬夜,保证充足睡眠,饮食一定要清淡,不要喝浓茶、浓咖啡,不要随意地加药、减药或者停药。如果有甲状腺功能减退,则需要去内分泌科就诊,口服药物来控制病情,并在日常饮食中适量吃一些含碘元素的食物,如海带、海菜。

13.抗结核药物引起的周围神经炎主要有哪些表现？该如何处理？

抗结核药物引起的周围神经炎，主要表现是手麻、脚麻等，在不特别严重的情况下，可补充维生素，主要是营养神经的 B 族维生素、谷维素等，可在一定程度上缓解症状。如果周围神经炎较严重，则需要停用可能引起周围神经炎的药物，如异烟肼、利奈唑胺、环丝氨酸等，利奈唑胺可采取减量的方法，如果仍不能缓解，则需要停药。

14.抗结核治疗过程中出现听力下降、耳鸣、耳痛该如何处理？

首先排除患者耳部本身的疾病，如中耳炎、耳结核等原因，其次考虑抗结核药物引起耳毒性。应用阿米卡星等有耳毒性的抗结核药物时，若患者出现耳鸣、耳痛、耳胀等情况应立即停用这些药物。所以用药前应建议患者检查听力，留有听力基线，用药期间再定期监测和对比，注意高频听力减退或损失，患者可以毫无察觉或仅表现为耳鸣。耳毒性多为不可逆的，因此患者要定期监测听力，做到早期及时发现，及时停用有关药物，并予以对症和支持治疗。

15.抗结核治疗过程中部分患者的皮肤为什么会发黑？

有些患者在应用抗结核药物治疗的过程中，会出现皮肤发黑的表现，这主要是由于抗结核化疗方案中包含利福平、吡嗪酰胺、氯法齐明等药物。患者服用此类抗结核药物后可导致皮肤发生光敏反应，当皮肤暴露于阳光下时容易出现色素沉着，呈现红色、棕色或黑色。针对此种情况，患者一定要注意防晒，出门要戴好帽子、口罩，穿长袖上衣及长裤，避免阳光直射皮肤，并在用药期间多喝水，多吃蔬菜和维生素 C 含量丰富的水果，促进药物代谢。一般来说，停药后一年左右患者的肤色会慢慢恢复。

16.抗结核治疗过程中出现腹泻该如何处理？

抗结核治疗过程中患者出现腹泻应考虑可能合并肠结核或者药物不良反应、肠道菌群失调，甚至是假膜性肠炎等，如果患者是合并肠结核，应继续抗结核治疗，并予以对症处理。如果患者是药物不良反应，如腹泻和胃肠胀气，症状较轻时可不必停药，给予对症治疗，症状严重者需停用可疑药物。若患者肠道菌群失调症状较轻时,可予以口服益生菌治疗;若是腹泻严重,甚至发生假膜性肠炎者需要停用抗结核药物,予以抗炎对症治疗,更甚者需要粪菌移植。

（丁彩红　孙小燕　姚岚）

结核刺客——耐药结核

1.什么是耐药结核?

耐药结核即对一种或多种抗结核药物同时产生耐药的结核,也就是说某种或多种抗结核药物同时对结核没有治疗作用。

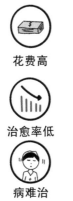

花费高

治愈率低

病难治

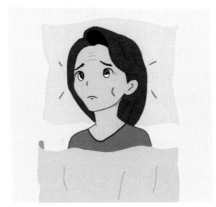

2.什么是原发耐药结核和继发耐药结核?

耐药结核分为原发耐药结核与继发耐药结核。原发耐药结核是患者感染的结核菌为耐药菌,并不是因为药物治疗引起的。继发耐药结核是在用药过程中结核菌逐渐产生耐药。

3.耐药结核的分类有哪些?

耐药结核根据耐药种类分为以下四种:①单耐药结核:结核患者感染的结核杆菌体外被证实对一种一线抗结核药物耐药。②多耐药结核:结核病患者感染的结核杆菌体外被证实对一种以上的一线抗结核药物耐药,但不包括对异烟肼、利福平同时耐药。③耐多药结核:结核病患者感染的结核杆菌体外被证实至少对异烟肼、利福平同时耐药。④广泛耐多药结核:结核病患者感染的结核杆菌体外被证实除了至少对两种主要一线抗结核药物（异烟肼、利福平）耐药外，还对任何氟喹诺酮类抗生素（如氧氟沙星）产生耐药，以及对三种二线抗结核注射药物（如卷曲霉素、卡那霉素、丁胺卡那霉素等）中的至少一种耐药。

4.耐药结核产生的原因是什么？

耐药结核产生的根本原因是抗结核治疗不规范，导致不规范的因素有很多，主要有：

（1）治疗方案不合理：其包括药物联合的不合理、不恰当，用药剂量不足，服药方法不当，疗程不足或间断用药，对失败和复发的病例处理不当。

（2）患者自身因素：一部分患者在结核治疗过程中出现药物不良反应就随意停药、断药，待病情恶化后再次就诊服用，如此循环往复间断治疗导致耐药。

（3）医生的宣教工作不够：患者对结核病的有关知识、药物服用方法、治疗过程，特别是对坚持规范治疗和完成全程治疗的重要意义认识不足，导致部分患者把暂时的症状缓解误认为已经治愈，便自行停药。

（4）新的抗结核药物开发和研制的严重滞后：这也是耐药结核病形成的一个原因，由于耐药结核病不能得到及时治愈，久而久之使耐药程度越来越严重，最终也就产生了广泛耐多药结核。

（5）其他原因：患者的药物吸收差，药物不能充分进入病灶组织等。

5.哪些是耐药结核病的高发人群？

耐药结核病的高发人群包括以下几类：①初治、复治失败患者或慢性结核病患者；②耐药结核病患者接触者；③敏感方案化疗 2 或 3 个月末痰菌仍为阳性患者；④复发患者；⑤有服用质量差或质量不明抗结核药物史者。以上患者应积极进行耐药结核筛查，明确诊断，及时制定有效的治疗方案。

6.耐药结核患者有哪些临床表现？

耐药结核的临床表现与普通结核无明显差别，临床症状多种多样，轻重不等，多为全身中毒症状及呼吸道症状，如发热、乏力、盗汗、消瘦，以及不同程度的咳嗽、咳痰。部分患者可有咯血表现，病变广泛时可有呼吸困难等。

7.如何治疗耐多药结核？

针对耐多药结核的患者，医生要将抗结核药物分为 A、B、C 三组，并将耐药结核病的治疗分为强化期和巩固期。治疗原则为：①强化期选用 4～6 种有效药物组成治疗方案,治疗周期 6 个月。②巩固期选用 3～4 种有效药物组成治疗方案,治疗周期 12～18 个月不等,个别广泛耐药结核治疗周期可长达 30 个月。首选 A 组和 B 组药物,C 组药物备选。此外,基于目前一些新药(如贝达喹啉、德拉马尼等)在临床的使用,短程方案和超短程方案也在探索中。

8.耐药结核是否有其他的治疗方法?

耐药结核的治疗应采取以药物治疗为主的综合性治疗措施,其他辅助治疗包括：

(1)免疫治疗：耐药结核患者,尤其是重症患者常常免疫功能低下,提高细胞免疫功能和吞噬细胞的吞噬能力,对消灭结核分枝杆菌有积极意义。

(2)中医药治疗：中医药通过辨证论治,调节患者的身体机能,提高免疫力,改善患者的全身状况(如乏力、纳差、低热、盗汗等),从而达到辅助治疗的作用。

(3)营养支持治疗：耐药结核病因纳差及高消耗可导致患者营养不良,进而引起病情进一步恶化。因此,对耐药结核病患者给予营养支持治疗很有必要。

9.耐药结核患者在治疗过程中需要注意什么?

耐药结核治疗周期长、用药种类多、治疗过程中不良反应发生率高,应规律复查血常规、肝肾功能、电解质、甲状腺功能、心电图、小便常规等,发现不良反应及时处理。此外,还应复查胸部 CT、痰抗酸杆菌涂片及痰结核菌培养,以评估治疗效果及传染性。

10.耐药肺结核可以治愈吗?

单耐药结核和多耐药结核经过规范、合理、全程的治疗,多数患者可以治愈。耐多药结核病患者治愈率相对较低,目前治愈率为 50%～60%。不过,随着贝达喹啉、德拉马尼等新药的临床应用,耐多药结核的治愈率也得到了较大的提高,治愈率可达 80% 以上。广泛耐药结核的患者因可选择的药物有限,可能预后不佳。

11.耐药结核的治疗费用很贵吗?

耐药结核的治疗费用相对较高,治疗总费用是普通结核的 100 倍左右,这为患者的家庭带来了沉重的经济负担。但相信随着医保的普及和国家对耐药结核的逐步重视和资金投入,越来越多的耐药结核患者能够得到有效的治疗。

12.耐药结核患者能够生育吗?

耐药结核患者在用药期间是不建议生育和怀孕的。患者在经过规范治疗达到治愈,且停药半年后才可以生育、怀孕。

13.哺乳期患了耐药结核应该怎么办?

哺乳期耐药结核患者在抗结核治疗时,需要停止哺乳。因为有些抗耐药结核药物可能通过母乳进入婴儿体内,会对婴儿的健康产生有害影响,并导致婴儿发育异常。另外,在治疗期间,患者还具有一定的传染性,而婴幼儿抵抗力低,容易受到感染,因此建议母婴隔离。

14.如何预防耐药结核病?

预防继发性耐药结核要做到:
(1)尽早用药:一旦发现结核病要尽早规范化治疗。
(2)全程规律用药:治疗方案一旦确定,患者一定要按方案执行,非特殊情况不能更改治疗方案,更不能自行停药。尤其是在患者的症状消失后也要完成疗程,这也是预防耐药结核病的关键。

(李雪莲　张玉霞　熊瑜)

结核病的亲兄弟——非结核分枝杆菌病

1.什么是非结核分枝杆菌?

非结核分枝杆菌是指除结核分枝杆菌复合群和麻风分枝杆菌以外的一大类分枝杆菌的总称。迄今为止,已发现200余种非结核分枝杆菌,大部分不致病,少数可引起非结核分枝杆菌病,其中常见致病菌有胞内分枝杆菌、脓肿分枝杆菌、堪萨斯分枝杆菌、龟分枝杆菌等。

2.什么是非结核分枝杆菌病?

非结核分枝杆菌病是指人体感染了非结核分枝杆菌,并引起相关组织、脏器的病变。非结核分枝杆菌肺病与肺结核的临床症状及影像学表现非常相似。近年来,非结核分枝杆菌病呈快速增多趋势,已成为威胁人类健康的重要公共卫生问题之一。

3.非结核分枝杆菌病有传染性吗?

传统的观点普遍认为,非结核分枝杆菌病一般不具有传染性,人或动物可从环境中感染非结核分枝杆菌而患病,水和土壤是非结核分枝杆菌病的重要传播途径。由于非结核分枝杆菌病患者可长期排菌,理论上也存在感染他人的可能。近年研究表明,脓肿分枝杆菌病可在人与人之间进行传播,尤其是囊性肺纤维化患者,有可能是通过气溶胶或污染物传播。

4.非结核分枝杆菌肺病和肺结核有什么区别?

两者的致病菌不同,前者是非结核分枝杆菌的感染,后者是结核分枝杆菌的感染。但非结核分枝杆菌病和肺结核有一定的相似性,在临床表现、胸部 CT 等方面都非常相似,且痰抗酸染色都可以出现阳性。不过,通过分枝杆菌的培养,或者二代基因测序等检测方法可鉴定非结核分枝杆菌和结核分枝杆菌。非结核分枝杆菌肺病较肺结核更难治,因为非结核分枝杆菌对一线抗结核药物的耐药性很高,一线抗结核药对非肺结核分枝杆菌基本无效,很多非结核分枝杆菌可能被误诊为耐药结核。若肺结核反复治疗无效时需到专科医院就诊确定是否为非结核分枝杆菌病。

5.非结核分枝杆菌病的预后如何?

非结核分枝杆菌病的预后与患者感染的菌种以及病变程度有关。如果患者病变轻、无基础疾病,且有较多敏感药物,则预后相对较好。如堪萨斯分枝杆菌肺病,一般对多种药物敏感,预后较好。如果缺少敏感药物,或患者肺部病变重、年龄大、有基础疾病,则预后较差。如部分脓肿分枝杆菌肺病,因缺少敏感药物治疗,所以预后较差。

（丁彩红　熊瑜）

无"核"之梦——预防

1.如何在日常生活中预防结核病？

由于结核分枝杆菌的感染是导致结核病发生的直接原因，因此健康人群应尽量减少与肺结核患者的接触。

肺结核患者不要随地吐痰、咳嗽，打喷嚏时应掩口鼻，平时戴口罩外出，这些都可以减少肺结核的传播。此外，大家要注意营养均衡，保证充足的睡眠，勤洗手、多通风。新生儿出生后应立即接种卡介苗，对预防婴幼儿重症结核病有一定作用。

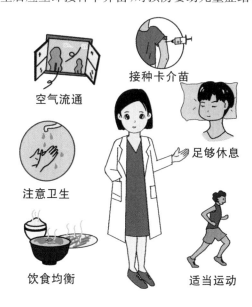

空气流通　　接种卡介苗　　足够休息

注意卫生

饮食均衡　　适当运动

2.有针对成人的预防结核的疫苗吗？

成人是没有结核预防针可以打的。婴幼儿出生的时候需要在医院接种卡介苗，之后体内便会形成对结核病菌的免疫反应，产生一定的抗体。所以在婴幼儿接种成功之后，一般情况下是不会患结核的，同时可以大幅度降低儿童重症结核和脑膜炎的发病率，即使患了肺结核，病情也要比没有接种的人轻很多。

3.什么是卡介苗？

卡介苗是法国医学家卡麦特和他的助手介兰发明的一种减毒的活的牛型

结核分枝杆菌疫苗,经皮内接种后可使人体产生对结核病的特异性免疫力。我国已将卡介苗纳入国家免疫规划,对新生儿进行免费接种。卡介苗对预防儿童重症结核如结核性脑膜炎、粟粒性肺结核等具有重要的保护作用。

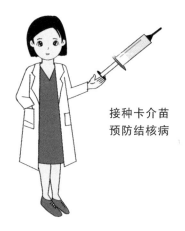

接种卡介苗
预防结核病

4.戴口罩可以有效预防肺结核吗?

肺结核是呼吸道传播疾病,患者在咳嗽、打喷嚏、说话、唱歌、大笑时,都可以将结核分枝杆菌播散到空气当中。结核分枝杆菌在空气中存活时间较长,他人吸入后会感染。所以健康人群应该远离肺结核患者,如果跟肺结核患者接触,应该戴口罩,这样可以有效阻断肺结核传播。

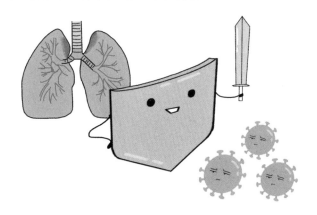

5.肺结核患者的家里如何消毒?

(1)开窗通风:经常开窗通风可以加快房间内的空气流通,使病菌的浓度降低,所以患者家中每天至少通风2~3次,每次持续的时间在20分钟左右,夏季可以适当多通风。

（2）用 84 消毒液或医用酒精消毒：用其擦拭地板和家具，尤其要对患者的房间、地面、墙面进行仔细的擦拭。

（3）用紫外线消毒灯照射：如果想要对整个房间的空气进行消毒，可以考虑使用紫外线消毒灯来照射，应用次数应该保持在每日 1～2 次，照射时间一般以 30～60 分钟为宜。每立方米需 1.5 瓦的紫外线消毒灯，即每 20 平方米的空间需要一盏 30 瓦的紫外线消毒灯，以此类推。由于紫外线对于皮肤和眼睛的伤害很大，因此消毒的时候人不能待在房间内，消毒结束后，建议开窗通风 30 分钟后再进入房间。

（4）用 50％的甲醛熏蒸：如果患者迁出房间，必须得对房间进行彻底的消毒，一般都是使用 20％的甲醛熏蒸 30 分钟左右，同时还要关闭门窗 4～6 小时。

（5）肺结核患者用过的餐具可以热水煮沸，热水煮沸至 100 ℃时，两分钟可以灭活结核分枝杆菌。

（熊瑜　孙小燕）

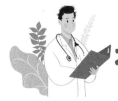

不只性传播的艾滋与梅毒

人体免疫的破坏者——艾滋病

近几年,艾滋病在世界范围内的传播越来越迅猛,我国的艾滋病患者也呈现逐年上升的趋势,严重威胁着人类的健康和社会的发展,被称为"超级癌症"和"世纪杀手"。因此,很多人觉得得了艾滋病就等于被宣判了死刑,就意味着生命就此走向了终点,那么事实是如此吗?

1.什么是艾滋病?

艾滋病又称为"获得性免疫缺陷综合征",即机体感染人类免疫缺陷病毒(HIV),侵犯人体免疫功能,主要表现为 $CD4^+$ T淋巴细胞数量不断减少,造成人体免疫力下降,引起各种机会性感染和肿瘤的发生的一种传染病。

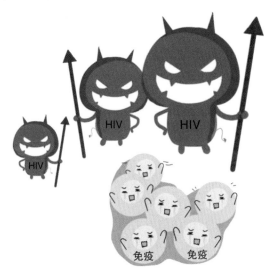

HIV 分为 HIV-1 型和 HIV-2型。我国以 HIV-1 型为主要流行株,HIV-2 型主要集中在西非区域。患者需要进行 HIV 抗体检测、HIV 核酸定性和定量检测、$CD4^+$ T 淋巴细胞计数、HIV 耐药检测等,其中 HIV-1/2 抗体检测是 HIV 感染诊断的"金标准"。若 HIV 检测为阳性,说明受检者已经感染了 HIV或为艾滋病患者,并有将病毒传染给其他人的风险。

需要注意的是携带 HIV 不等于患上艾滋病,人体在感染 HIV 2～10 年甚至更久的无症状感染期之后,免疫系统遭受毁灭性破坏,才会发展为艾滋病期。

2.接触哪些人可能会感染 HIV 呢?

HIV 主要存在于 HIV 感染者和艾滋病患者的血液、精液、阴道分泌物、胸腹水、脑脊液、羊水和乳汁等体液中。因此,接触 HIV 感染者和艾滋病患者的上述血液或体液可能会感染 HIV。

3.HIV 有哪些传播途径?

(1)经性传播:其包括不安全的同性、异性和双性性接触。

(2)经血液传播:其包括输注被 HIV 感染的血液及血制品,共用针具进行静脉注射、文身等。

(3)经母婴传播:其包括宫内感染,或在分娩时和哺乳时传播。

4.哪些人群是感染 HIV 的高风险人群?

HIV 的高风险人群包括男男同性性行为者、静脉注射毒品者、与 HIV 感染者或艾滋病患者有性接触者、多性伴人群。

5.怎样预防感染 HIV?

(1)正确使用安全套,采取安全的性行为;不吸毒,不共用针具。

(2)推行无偿献血,对献血人群进行 HIV 筛查。

(3)加强医院感控管理,严格执行消毒制度,控制医院交叉感染,预防职业暴露与感染。

(4)控制母婴传播。

(5)对 HIV 感染者或艾滋病患者的配偶和性伴侣、与 HIV 感染者或艾滋病患者共用过注射器的人群,以及 HIV 感染者或艾滋病患者所生的子女,进行HIV 相关检测,并提供相应的咨询服务。

(6)在知情同意和有很高的依从性前提下提供抗病毒药物来进行相应的暴露前预防和暴露后预防。暴露前预防有两种服药方式,即每日服用和按需服用。每日服用指每天服用 1 片,即可达到预防效果;按需服用则是在预期性行为发生前 2~24 小时口服 2 片药物,性行为后,距上次服药 24 小时再服药 1 片,48 小时再服用 1 片,俗称"211"。暴露后预防应在暴露于高感染风险后 72 小时内,尽早服用特定的抗 HIV 药物。

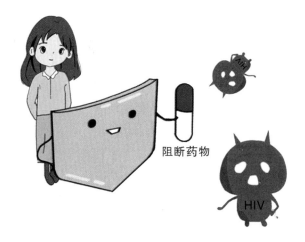

阻断药物

HIV

6.发生 HIV 职业暴露后应如何处理?

(1)用肥皂液和清水清洗被污染局部。

(2)污染眼部等黏膜时,应用大量等渗氯化钠溶液反复对黏膜进行冲洗。

(3)存在伤口时,应由近心端向远心端轻柔挤压伤处,尽可能挤出损伤处血液,再用肥皂液和流动的清水冲洗伤口;用 75% 的酒精或 0.5% 碘伏对伤口局部进行消毒。

(4)尽快到专业医院咨询,由专科医生评估后,在 72 小时内尽快服用阻断药物。

7.国家对 HIV 感染者或艾滋病患者是如何管理的?

对于 HIV 感染者或艾滋病患者遵循隐私保密原则。因此,到正规医疗机构就诊,医务人员会绝对尊重患者的隐私,并做好对 HIV 感染者或艾滋病患者的随访,及时给予规范的综合治疗包括抗反转录病毒(ART)和对症支持治疗,提供必要的心理和医学咨询(包括预防患者继续传播 HIV 的知识与措施)等全程管理策略。

8.HIV 是不是很难杀死? 哪些消毒剂能灭活 HIV?

HIV 在外界环境中的生存能力较弱,对物理因素和化学因素的抵抗力较低。

一般消毒剂如碘酊、过氧乙酸、戊二醛、次氯酸钠等对 HIV 都有良好的灭活作用。除此之外,70%的酒精也可灭活 HIV,但紫外线或 γ 射线不能灭活 HIV。

HIV 对热很敏感,对低温耐受性强于高温。56 ℃ 处理 30 分钟可使 HIV 在体外对人的 T 淋巴细胞失去感染性,但不能完全灭活血清中的 HIV;100 ℃ 处理 20 分钟可将 HIV 完全灭活。

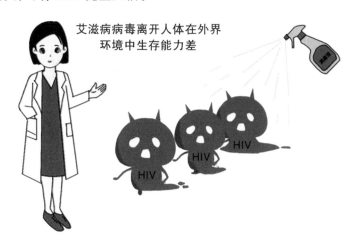

艾滋病病毒离开人体在外界
环境中生存能力差

9.日常生活中接触 HIV 感染者或艾滋病患者会不会传播 HIV?

HIV 不会经餐饮具、卧具、马桶圈、游泳池或者浴池等公共设施传播,与 HIV 感染者或艾滋病患者握手、拥抱、礼节性亲吻、共同进餐、共用马桶等不会感染艾滋病。

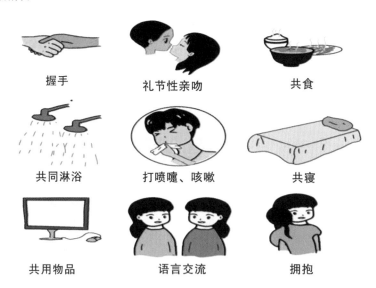

握手	礼节性亲吻	共食
共同淋浴	打喷嚏、咳嗽	共寝
共用物品	语言交流	拥抱

10.HIV 感染者或艾滋病患者有哪些表现？

HIV 感染者或艾滋病患者临床表现无特异性。从初始感染 HIV 到终末期是一个较为漫长复杂的过程,在病程的不同阶段,与 HIV 相关的临床表现也是多种多样的。根据感染后的临床表现,HIV 感染的全过程可分为三期,即急性期、无症状期和艾滋病期。

(1)急性期:通常在发生感染 HIV 的 6 个月内。部分感染者在急性期会出现病毒血症和免疫系统急性损伤相关的临床表现,以发热最为常见,可伴有咽痛、盗汗、恶心、呕吐、腹泻、皮疹、关节疼痛、淋巴结肿大及神经系统症状。大多数患者临床症状轻微,持续 1～3 周后自行缓解。

(2)无症状期:患者可从急性期进入此期,或无明显的急性期症状而直接进入此期,持续时间一般为 4～8 年。其时间长短与感染病毒的数量和型别、感染途径、机体免疫状况的个体差异、营养条件及生活习惯等因素有关。在无症状期,由于 HIV 在感染者体内不断复制,导致免疫系统受损,使 $CD4^+T$ 淋巴细胞计数逐渐下降,可出现淋巴结肿大等症状或体征。

(3)艾滋病期:该期为感染 HIV 后的终末阶段。患者 $CD4^+T$ 淋巴细胞计数多小于 200 个/毫升。此期主要临床表现为 HIV 相关体征及各种机会性感染和肿瘤。

11.艾滋病有哪些常见并发症？

(1)细菌性感染:X 线影像可见肺部空洞,痰菌阳性,治疗较困难,亦有全身播散性结核、非结核分枝杆菌感染。

(2)原虫感染:如感染弓形虫引起脑炎,常有发热、头痛、脑膜脑炎等表现。

(3)真菌感染:常见的有口腔念珠菌感染,亦有食管气管或结肠念珠菌感染、卡氏肺孢子菌感染、新型隐球菌感染、马尔尼菲青霉菌感染等。

细菌、病毒入侵

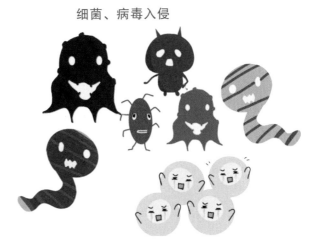

（4）病毒性感染：常见的有单纯疱疹病毒、带状疱疹病毒、巨细胞病毒以及EB病毒等感染。

12.艾滋病相关的肿瘤有哪些？

（1）卡波西肉瘤（KS）：与人疱疹病毒8（HHV-8）相关，最常累及皮肤、肺及胃肠道。皮肤黏膜卡波西肉瘤通常有以下几个特点：患者皮肤呈紫色斑片或结节，沿皮肤纹理分布，肿瘤出血后周围皮肤呈黄绿色，外周水肿。

（2）恶性淋巴瘤：患者往往表现为无痛性淋巴结肿大，淋巴结固定、质硬，晚期患者可伴有发热、盗汗和体重下降。淋巴结的外病灶也较常见，如眼眶、心脏、乳房、肾脏、睾丸、肌肉骨骼等处，胃肠道、肝脏、骨髓尤易受累，也可累及中枢神经系统。

13.感染了 HIV 是不是就宣布了死亡？

随着科学的进步，HIV 感染已经成为一种可以治疗的慢性传染病。感染HIV 后及早接受抗病毒治疗，最大限度地抑制病毒复制，使病毒载量降低至检测下限，并减少病毒变异，重建免疫功能，可延长生命，使感染者获得正常的预期寿命，提高生活质量，也能减少病毒传播。

目前，国际上共有六大类 30 多种抗 HIV 药物，分别为核苷类反转录酶抑制剂（NRTIs）、非核苷类反转录酶抑制剂（NNRTIs）、蛋白酶抑制剂（PIs）、整合酶抑制剂（INSTIs）、融合抑制剂（FIs）及 CCR5 抑制剂。我国的抗反转录病毒治疗药物有 NRTIs、NNRTIs、PIs、INSTIs 以及 FIs 五大类（包括复合制剂）。

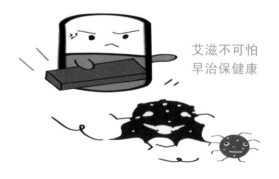

艾滋不可怕
早治保健康

14.艾滋病家庭怎样孕育健康宝宝？

（1）男方 HIV 为阳性，女方为阴性：这种情况临床最多见，若男方经过有效抗病毒治疗，HIV 病毒载量稳定在最低检测限以下后，不使用安全套同房也不会发生 HIV 传播，所以可以自然受孕生出健康孩子。在女方排卵期同房，既可以提高怀孕成功率，同时减少不戴安全套同房的次数，降低女方感染的风险。

（2）女方 HIV 为阳性，男方为阴性：这种情况下，女方在经过有效抗病毒治疗且 HIV 病毒载量低于最低检测限以下后，男方可通过体外排精，再将精液注入阴道的方式完成受孕。

（3）男女双方 HIV 都为阳性：当夫妻双方都接受了抗病毒治疗，且 HIV 病毒载量均低于检测线后，可以采取排卵期自然受孕的方法生出健康孩子。

（4）女方为感染了 HIV 的孕产妇：这时应及时采取医学手段阻止病毒传给婴儿。经过规范的母婴阻断处理，婴儿被感染的概率在 1％ 以下，也就是说 99％ 以上的 HIV 感染者母亲可以生出一个健康的婴儿。但对 HIV 感染孕产妇所生儿童提倡人工喂养，避免母乳喂养，杜绝混合喂养。

15.早期抗病毒治疗有哪些好处？

所有艾滋病病毒感染者，在知情同意及做好充分的治疗咨询前提下，无论分期和 $CD4^+T$ 淋巴细胞计数水平如何，均可接受抗病毒治疗。早期抗病毒治疗的好处如下：

（1）抑制体内艾滋病病毒复制，促进免疫系统恢复和重建，降低发病率和死亡率。

（2）降低病毒载量，减少艾滋病的传播，降低传染给配偶和亲人的概率。感染者存活时间与感染者能否及时发现、及时诊断和治疗等很多因素有关。如果感染艾滋病病毒后及时发现、及时进行规范的抗病毒治疗，并且治疗持续有效的话，其寿命可以和普通人群寿命相当。

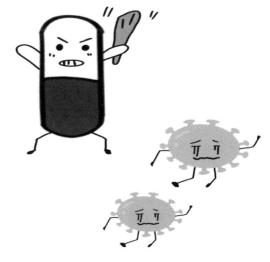

16.开始抗病毒治疗后多久随访一次比较合适?

推荐患者在开始抗病毒治疗的首年,分别在第 15 天、1 个月、2 个月、3 个月、6 个月、9 个月、12 个月,共七次定期随访监测。具体的随访检查项目和时间,主诊医生会根据个人情况增加或减少检测项目及检测频次。

在服药的第二年后,如果没有明显的不良反应,应每个季度复诊一次。待病情稳定后,身体各项指标正常,随访周期相应延长至每 3~6 个月一次。

17.目前常用药物的不良反应有哪些?

(1)替诺福韦:常见的不良反应有恶心、呕吐、腹胀等胃肠道反应,少数会出现焦虑、乏力、头痛等精神方面不良反应,长期应用会出现肾功能损害、骨密度下降等。患者服药期间应多喝水,进行低盐饮食,适当限制蛋白质摄入,并定期进行肾功能、骨密度检测。

(2)拉米夫定:不良反应较少,常见不良反应有胃肠道反应,如腹泻、腹痛、恶心、呕吐等,部分有乏力、头痛、失眠、皮疹、脱发等。患者应注意清淡易消化饮食。

(3)依非伟伦:最常见不良反应是皮疹(轻中度红色斑丘疹,伴或不伴瘙痒,位于躯干、面部和四肢),可能出现头晕、多梦、精力不集中、失眠等中枢神经系统症状,少数伴有恶心、呕吐等胃肠道反应、男性乳房发育、血脂异常。建议患者清淡饮食,睡前空腹服药,如果失眠导致影响工作,可调整到早上服药。服药第一个月患者尽量不要吃海鲜、鸡蛋、牛羊肉、黄豆制品、榴莲、芒果、花生等容易致敏的食物,并定期检测肝功能。如有精神疾病家族史应避免使用该药。

(4)齐多夫定:会引起恶心、呕吐、头痛、失眠、乏力,还会引起贫血、高脂血症,这时应尽量避免使用。另外,长期使用可能会引起皮肤变黑等问题。患者服用该药时应保证休息,避免饮酒。血红蛋白低于 90 克/升或中性粒细胞低于 0.75×10^9/升的患者,应避免使用该药。

(5)克力芝(洛匹那韦利托那片片):最常见的不良反应是腹泻(排便次数增多),可能会出现脂肪重新分布,向心性肥胖、高脂血症,胰岛素抵抗,高血糖和高乳酸血症。患者应摄入清淡易消化低脂饮食,维持水电解质平衡。腹泻可应用洛哌丁胺等止泻药物及口服补液盐。

(6)多替拉韦:该药不良反应较少,最常见的表现是失眠,其他还有恶心、腹泻和头痛等。

（7）必妥维（比克恩丙诺片）：该药不良反应较少，常见的表现包括头痛、腹泻、恶心、乏力，偶有抑郁、焦虑、异常梦境等。患者应摄入易消化饮食，避免高脂饮食，定期监测肝肾功能。

（8）多伟托（拉米夫定多替拉韦片）：该药不良反应较少，最常见的表现是头痛、腹泻、头晕和失眠等。

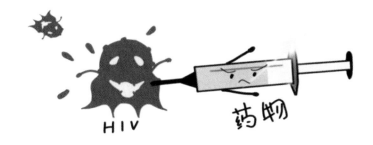

18.确诊感染了 HIV 后要什么时候开始抗病毒治疗？

一旦确诊 HIV 感染，无论 $CD4^+$ T 淋巴细胞水平高低，均建议立即开始治疗。若出现妊娠、诊断为艾滋病、急性机会性感染、$CD4^+$ T 淋巴细胞小于 200 个/微升、HIV 相关肾脏疾病、急性期感染、合并活动性乙型肝炎病毒或丙肝病毒感染等情况，需加快启动治疗。

19.对于 HIV 感染者或艾滋病患者，国家是不是免费治疗？

在我国，对于所有 HIV 感染者或艾滋病患者均可进行免费抗病毒治疗。当然，也有可供 HIV 感染者或艾滋病患者选择的医保或自费抗病毒药物。患者可以到所在地疾病控制防治中心或艾滋病定点医疗机构咨询具体情况。但是，对于感染 HIV 所造成的机会性感染是医保或自费治疗的。

20.抗 HIV 药物需要服用多久？

抗病毒药物不能根除病毒，需要患者终身进行抗病毒治疗。治疗后病情有所好转，患者也不能随意停药。因为抗病毒药物只能抑制活动的病毒，一旦停药，躲藏在体内静止的病毒又会开始活动并大量复制，再次破坏刚恢复的免疫功能，导致病情反复。

21.检验出现病毒波动，是否意味着抗病毒治疗失败了？

在抗病毒过程中，患者会偶尔出现低水平的单次病毒载量反弹，不必恐慌。

这种波动通常是短暂的,是指病毒载量的小幅上升,而在这之前、之后病毒量仍低于 50 copies/毫升。当然,这种情况要与反复低病毒血症区别,后者会增加耐药的风险。

22.哪些机构可以做 HIV 抗体检测?

各省、自治区、直辖市的疾病控制中心,国家卫生检测机构,各级血站和血液中心,具备 HIV 抗体实验室检测初筛资格的医院,都可以从事 HIV 抗体检测。

23.什么是 HIV 感染的窗口期?

从 HIV 感染人体到感染者血清中的 HIV 抗体、抗原或核酸等感染标志物能被检测出之前的时期称为"窗口期"。如果刚好在"窗口期"内做 HIV 抗体检测,结果为阴性者,千万不能掉以轻心,一定要坚持复查,需要随访 3～6 个月。

24.家属应怎样护理 HIV 感染者或艾滋病患者?

心理护理:HIV 感染者或艾滋病患者不仅要面对疾病的折磨、死亡的威胁,还要承受来自社会和家庭的压力和歧视,因此常常出现情绪异常,甚至自杀倾向。这就需要家属密切观察患者的心理变化,注意倾听患者诉说,建立良好的信任关系,帮助他们树立对生活的信心和期望。

家庭护理:艾滋病是一种可控的慢性传染病。家属应了解艾滋病的传播方式、如何防治等基本知识,给患者精神上的支持,帮助他们树立生活的信心,同时做好自我防护,防止 HIV 的进一步传播。

25.有没有疫苗可以预防 HIV 感染?

目前没有疫苗可以预防艾滋病,掌握预防知识,拒绝危险行为,做好自身防护是最有效的预防手段。

（曹俊　徐清楠　孙鲁艳　黄晓婕　刘晨帆）

警惕"万能模仿者"梅毒

1.什么是梅毒?

梅毒是由梅毒螺旋体(梅毒苍白密螺旋体)引起的一种性传播疾病,在我国列为乙类传染病。其病程发展较慢,可侵犯皮肤黏膜、心血管、神经、骨骼等全身各系统,症状复杂多样。梅毒潜伏期为 9～90 天,也可能多年处于潜伏无症状状态,早期不容易被发现。若患者不幸感染了梅毒,需及时去正规医院治疗,早发现早治疗。

2.健康人是怎样感染梅毒的?

梅毒患者的血液、精液、皮肤及唾液等体液中均含有梅毒螺旋体,健康人感染梅毒可以通过性接触、母婴传播、血液传播及密切生活接触等方式感染。性接触是最主要的传播方式,性交过程中若未采取保护措施,健康人群接触到梅毒感染者的皮肤或黏膜损伤部位可能就会感染。血液传播常见于同吸毒患者共用针头、输血等方式。此外,母婴传播也是感染方式之一,感染梅毒的孕妇可通过胎盘屏障传播给胎儿。日常生活中若患者皮肤存在破损,健康人群接触到被梅毒污染的用具、衣物,也有可能使梅毒螺旋体进入人体而发病,但这种情况极少出现,日常接触无须过度担心。

3.梅毒患者有哪些临床表现?

因为感染方式的不同,梅毒可分为后天性获得梅毒和先天性胎传梅毒。根据病程分为早期梅毒(病程小于 2 年)和晚期梅毒(病程大于 2 年)。梅毒具体分期又可分为一期梅毒、二期梅毒和三期梅毒。

一期梅毒的主要表现是硬下疳,多发生于生殖器部位,起初是小红斑,后为硬结,迅速发展为圆形或椭圆形的溃疡,多为单发,因其不痛不痒,所以非常容易被忽视。

二期梅毒可出现低热、头痛、肌肉和关节痛等类似感冒样症状。典型的表现是梅毒疹,周身广泛多发,皮疹表现多样,可出现红斑、丘疹、脓疱、溃疡等,一般可自行消退,不痒或轻微瘙痒。在肛周或外生殖器出现红色扁平丘疹,称为"扁平湿疣",因这些部位容易摩擦,故易糜烂、渗出。手足掌跖部位皮疹较为典型,多为铜红色斑疹,其上有脱屑。这些症状也可自行消退。

梅毒治疗不充分可发展至三期梅毒,三期梅毒属于晚期梅毒,危害巨大,可累及皮肤黏膜,而皮肤黏膜的损害主要表现为结节性梅毒疹和梅毒性树胶肿。其还可累及眼睛或心血管系统、神经系统等多个系统,可致残甚至危及生命。

此外,还有潜伏梅毒,是指感染梅毒后没有任何症状,或曾出现症状但现在消失,通过抽血发现梅毒血清学指标呈阳性,且脑脊液检查正常者。

4.梅毒为什么被称为"万能模仿者"?

通过性接触感染梅毒后 9～12 周,梅毒螺旋体可繁殖进入血液循环系统,在体内播散,并侵入人体很多器官,如皮肤黏膜、骨骼、肝脏、肾脏、心血管及神经系统,形成二期梅毒,对周身各个器官系统造成损害,所以临床表现非常复杂多样化,可以出现许多疾病的类似表现,仅在皮肤上就可以表现为类似玫瑰糠疹、银屑病、湿疹、手足癣、尖锐湿疣、荨麻疹、药物疹等。基于以上原因,梅毒常被称为"万能模仿者",患者就医应如实告知医生病史以避免延误诊断耽误病情。

5.怀疑自己得了梅毒,需要做什么检查?

梅毒表现多样,怀疑自己患有梅毒时首先可抽血行梅毒血清学检测,其中包括梅毒螺旋体特异性抗体和梅毒螺旋体血清非特异性抗体试验。前者用于判断是否感染过梅毒,后者用于判断梅毒的活动状态和治疗疗效。若血清学试验为阳性,需及时就医。

6.化验梅毒呈阳性,一定存在梅毒感染吗?

并不是化验梅毒呈阳性就一定感染了梅毒,也会出现梅毒假阳性的可能,就是没有感染梅毒的患者,检测结果却呈阳性。自身免疫病(红斑狼疮、类风湿性关节炎)、淋巴瘤、感染性疾病(如疟疾、乙肝、丙肝)、海洛因成瘾、注射疫苗等情况均可导致假阳性。除疾病外,某些生理状况(如妊娠)也可能出现梅毒假阳性。

7.梅毒可以被治愈吗?

若发现存在梅毒感染,需前往正规医院积极接受正规治疗,早期梅毒(一期、二期)大部分是可以治愈的,治疗时间越早,效果越好,且可减少并发症。但若发展为晚期梅毒(三期),治疗后会留下后遗症,对身体造成不同程度的伤害。目前,治疗梅毒的药物主要为长效青霉素比如苄星青霉素,每周注射 1 次,2～3

次为一个疗程。经过正规治疗后,患者也不能掉以轻心,需定期进行随访,第一年每 3 个月一次,以后每半年复查一次,至少持续 3 年。需注意患者不要自行用药或停药,避免加重病情。

8.患有梅毒,终身都具有传染性吗?

随着病程的延长,梅毒的传染性逐渐减弱。早期梅毒症状较轻,传染性较强;晚期梅毒症状较重但基本丧失传染性。患者经过正规的治疗和随访达到治愈后,梅毒就不再具有传染性。梅毒治愈并不代表机体对梅毒产生抗体,也不能终身免疫。如果机体再次接触梅毒螺旋体,即使治愈后也可以再次感染。

9.梅毒已治愈,为何血清学检测仍是阳性?

其实此处指的是梅毒螺旋体特异性抗体,这是因为此抗体由于存在免疫记忆作用,通常会终身呈阳性。而梅毒非特异性抗体经过正规治疗后可变成阴性,或者长时间维持在低滴度水平,甚至终身不转阴,又称"血清固定",此时需经医务人员严格判断是否需要继续采取治疗措施。

10.孕妇患有梅毒会传染给胎儿吗?

孕妇患有梅毒是会传播给胎儿的,甚至会导致胎儿畸形,但并非所有的梅毒孕妇都会传播给胎儿。梅毒传染性随病期延长而逐渐减弱。妊娠合并梅毒的患者,若在妊娠前 16 周内得到充分治疗,几乎可以完全阻断梅毒的传播;但若在妊娠晚期启动治疗,胎儿为先天梅毒儿的可能性较大。因此,育龄夫妇在计划怀孕前需进行梅毒血清学检测,若发现感染应及时进行治疗。

11.如何预防梅毒感染?

在日常生活中大家要注意卫生习惯,杜绝不良性生活,不吸毒,不共用注射器,性生活需全程、正确佩戴安全套,减少感染的风险;产前也需行梅毒筛查和检测,有助于早期发现。梅毒患者需将病情告知自己的性伴侣,同时接受治疗,治疗期间避免发生性生活。此外,远离非正规美容场所,若需进行文身、拔牙、扎耳洞等活动,应去正规的卫生机构;若必须输血时,需到正规医疗机构输血,避免通过输血途径感染。

(庞莉　黄晓婕)

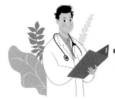

可望消除的病毒性肝炎

病毒性肝炎是由多种肝炎病毒引起的,并以肝脏损害为主的一组全身性传染病,被列入我国法定乙类传染病。目前,该病主要分为甲型、乙型、丙型、丁型及戊型肝炎,呈全球性流行,是严重危害人民群众身体健康的重大传染病,也是重要的公共卫生问题。我国被称为"肝炎大国",其中以慢性乙型肝炎为主,曾经乙肝表面抗原阳性率接近 10%,即使采取了以接种乙肝疫苗为主的一系列政策,目前我国全人群乙肝病毒表面抗原流行率仍为 5%~6%。随着世界卫生组织"2030 消除病毒性肝炎危害计划"的落实和新药研发的进展,有望在不远的未来消除肝炎危害。

不会慢性化的甲型肝炎

1.什么是甲肝?

甲肝是甲型病毒性肝炎的简称,它是由甲肝病毒(HAV)感染人体引起的一种急性传染病。甲肝病毒是 1973 年弗瑞斯特(Feinstone)等在急性肝炎患者的粪便中发现的,主要侵犯肝脏导致肝脏炎症,发病后患者会出现疲乏、不愿意吃饭、肝功能指标异常等情况,有的患者还会出现皮肤巩膜发黄、尿色加深,少部分患者在早期会出现发热。任何年龄均可患本病,但儿童和青少年相对多见,大多能够不治而愈,一般不会慢性化。

2.甲肝病毒有什么特点? 家庭如何消毒处理?

甲肝病毒对外界抵抗力较强,耐酸碱,室温下可生存 1 周;在 25 ℃干粪中能存活 30 天,在贝类动物、污水、淡水、海水、泥土中存活时间长,可达数月之久;在 −70～−20 ℃数年后仍有感染性,在甘油内 −80 ℃可长期存活,在 4 ℃

20％乙醚中放置 24 小时仍稳定。但甲肝病毒对紫外线、含氯消毒剂、甲醛等比较敏感。根据甲型肝炎病毒特点,对甲肝患者居家环境与衣物用一般酸碱消毒没有明显效果,可用 84 消毒液等含氯消毒剂消杀,家用紫外线灯的消毒效果也很好,但要注意安全使用。患者使用过的餐具,要煮沸最少 5 分钟,使用过的被褥要在太阳光下暴晒。

3.甲肝何时传染性最强?

甲肝潜伏期末或黄疸出现前数日传染性最强。甲肝病毒主要存在于甲肝患者或隐匿性感染者的粪便中,在潜伏期末和发病初期大量排毒。当黄疸高峰过后,病情好转,传染性亦减弱。一般黄疸出现后 2 周,虽然部分患者粪便中仍可排出病毒颗粒,但实际传染性明显下降;黄疸出现后 3 周时,患者粪便中已很难找到甲肝病毒,此时基本上无传染性。为了最大限度地防止甲型肝炎病毒扩散,我国规定对甲型肝炎患者采取隔离措施,患者自发病日起至少需要隔离30 日。

4.哪些人群会得甲肝呢?

凡未感染过甲肝病毒及未注射过甲肝疫苗的人群普遍易感,患过甲肝或感染过甲肝病毒的人可以获得持久的免疫力。甲肝的流行与经济发展情况、居住地的卫生条件、生活方式有关,我国既往总体为甲肝流行的高发地,但近年随着经济的快速发展及人民经济水平和文化水平的提高,我国甲肝发病率呈明显下降趋势。

5.甲肝发病有没有季节性呢?

甲肝一年四季均可发病,其流行常有明显的季节性,2～3 月和 7～8 月发生较多,呈周期性暴发流行,分别与春节期间食用海鲜及夏季吃烧烤多有关。夏、秋季时大量水产品上市,食用未煮熟的毛蚶等会引起发病,这说明甲肝病毒的流行与病毒所处的环境有很大关系。

6.甲肝是如何传染给人的?

粪—口途径是甲肝的主要传播途径,可划分为日常生活接触传播、水源传播、食物传播、苍蝇蟑螂传播等。根据甲肝病毒的特点,其能通过污染各种日常物品、水源和食物传播,也可经苍蝇、蟑螂携带而传播。例如,1988 年上海暴发甲肝,4个月内发生31万例甲肝病例,是因食用受粪便污染的未煮熟的毛蚶导致。日常生活接触多为散发性发病,输血后甲肝极罕见。

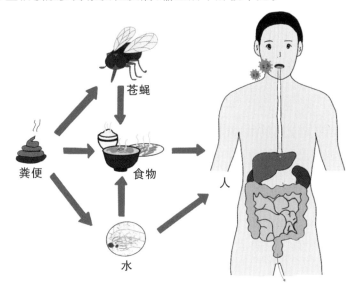

7.得了甲肝会传染给家人吗?

感染甲肝后有传染给家人的风险。甲肝是一种传染性疾病,患者的唾液、粪便、尿液等排泄物是含有病毒的,尤其是唾液当中含的病毒量是比较高的。如果家属接触了这些病毒,然后再接触口腔,就容易发生感染。所以,甲肝患者是需要进行消化道隔离的,以免感染家人。

8.甲肝患者的临床表现有哪些?

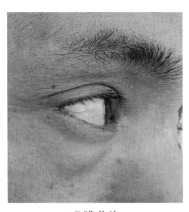

巩膜黄染

典型甲肝的临床表现主要有以下三方面:

(1)全身和消化道症状:大多数患者早期会有发热畏寒,一般为38℃左右,少见高热,常伴有乏力懒动、肌肉酸痛、食欲减退、恶心厌油、呕吐及上腹不适等全身和消化道症状。

(2)肝区症状及体征:部分患者可有轻度肝区不适或隐痛,查体可有肝大,肝区触痛及叩击痛。

(3)出现黄疸:甲肝患者以急性黄疸型较

常见,大约在发病后 1 周,体温恢复正常;尿色渐加深,可如浓茶样或隔夜茶样;巩膜、皮肤肉眼可见的黄染,以巩膜出现最早;黄疸在 1～3 周内达到高峰,可持续 2～6 周。

不过随病情好转,患者的黄疸会消退,症状会消失,肝功能也会恢复正常,总病程为 2 周至 4 个月不等,少数可达 6 个月。

9.得了甲肝该怎样治疗?

甲肝多为自限性疾病,多可完全康复。治疗原则主要为一般治疗和对症支持治疗,急性期应进行消化道隔离。

(1)一般治疗:①适当休息:症状明显或病情较重者应强调卧床休息,卧床可增加肝脏血流量,有助恢复。病情轻者可适当活动,以活动后不觉疲乏为度。②合理饮食:适当的高蛋白、高热量、高维生素的易消化饮食有利于肝脏修复,不必过分强调高营养,以防发生脂肪肝,还应避免饮酒。③心理安抚:使患者能正确认识疾病,对肝炎治疗应有耐心和信心。

(2)对于肝功能异常明显的患者,应在医师指导下给予适当的药物治疗:①非特异性护肝药:如维生素类、还原性谷胱甘肽、葡醛内酯类等。②降酶药:五味子类、山豆根类、甘草提取物等;应注意,降酶药物停用后,部分患者可能出现转氨酶指标反弹,故肝功能指标好转后应以逐渐减量至停药为宜。③退黄药物:丹参、茵栀黄、腺苷蛋氨酸等。

10.如何预防甲肝?

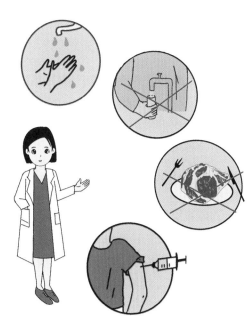

(1)控制传染源:及时发现并隔离治疗甲肝患者,对甲肝患者使用过的餐具,要煮沸最少 5 分钟,使用过的被褥要在太阳光下暴晒。

(2)切断传播途径:做好饮食卫生,防止病从口入,做到饭前便后洗手;在流行区尽量少吃或不吃生食,尤其对一些能富集甲肝病毒的海产品、水产品,食用时一定要煮熟蒸透,杜绝生吃、半生吃以及腌制后直接食用;不要在卫生条件差的地方就餐。

（3）保护易感人群：易感人群均可接种甲肝减毒活疫苗；对于近期有与甲肝患者密切接触者，可尽快使用人免疫球蛋白进行被动免疫预防注射。

11.国内有哪些甲肝疫苗？

目前，在国内上市的甲肝疫苗主要包括甲肝灭活疫苗和甲肝减毒活疫苗两大类，减毒活疫苗又根据对保存时间长短和要求条件高低的不同分为普通减毒活疫苗（液体）和冻干减毒活疫苗（固体粉末）。在疫苗来源上，有国产和进口疫苗可供选择。

对于需要接种甲肝疫苗的人来说，选择任何一种都可以有效抵抗甲肝病毒的侵袭。一般而言，完成甲肝疫苗接种后 8 周便可以产生抗体。甲肝疫苗的抗体阳性率可达到 98％以上，保护年限可以达到 5～10 年，是一种保护力度非常强的疫苗。在接种完成十年后可以考虑再次补种甲肝疫苗，以获得长久保护。

12.哪些人群需要接种甲肝疫苗？

肝病专家建议，防治甲肝最有效的预防措施就是接种甲肝疫苗。理论上来说，只要检查发现甲肝抗体阴性，对甲肝病毒易感，年龄在 1 周岁以上的儿童、青少年、成人均可接种。接种甲肝疫苗可以刺激身体产生针对甲肝病毒的保护性抗体，减少甲肝病毒感染。

13.接种甲肝疫苗有禁忌吗？

甲肝疫苗接种也有一些严格的禁忌证，以下四种人群，即身体不适、发热，腋温超过 37.5 ℃者；患有急性感染性疾病或其他严重疾病者；患有免疫缺陷或正在接受免疫抑制剂者；过敏性体质者，尤其是已知对疫苗任何一种成分过敏或以前接种疫苗有过敏反应者，禁止接种疫苗。

14.接种甲肝疫苗常有哪些不良反应？

人体对甲肝疫苗的耐受良好，大多数人接种后没有任何不良反应。少数人可在接种部位发生轻度的红肿或轻微疼痛，一般在 24～72 小时消退，属于正常的不适反应。不足 5％的甲肝疫苗接种者会出现全身性反应，包括头痛、发热、恶心、食欲缺乏、疲倦等，儿童的发生率略低于成人。初次进行预防接种者，注射后应现场留观半小时，防止发生速发性过敏反应，回家后 72 小时之内如有异常反应或迟发性过敏反应,应尽快到医院诊治,以免耽误治疗时机。

15.甲肝疫苗免费的和自费的有差别吗?

免费甲肝疫苗和自费甲肝疫苗都能刺激机体产生保护性抗体,抵抗甲肝病毒的侵袭,在产生保护性抗体的效果上没有差别。但在不同的年龄段,甲肝疫苗有计划免疫之内的和计划免疫之外的区别,即免费和自费的区别。由于甲肝病毒的易感人群主要是婴幼儿及青少年,此类人群的发病率较高,因此国家把甲肝疫苗接种纳入计划免疫当中进行免费接种。免费甲肝疫苗可在1.5～2.5岁的时间段接种2次,除此年龄段外,若需要再次接种甲肝疫苗,则不属于计划免疫范围之内,需要自费接种。

(程玉华　于海滨　李晓迎)

可望攻克的乙型肝炎

1.什么是乙肝?

乙肝是乙型病毒性肝炎的简称,它是由乙肝病毒(HBV)感染人体引起的以肝脏损害为主的一种全身性传染疾病,根据病程是否超过6个月分为急性乙肝和慢性乙肝。乙肝患者及乙肝病毒携带者为主要传染源,他们主要表现为反复出现的乏力、食欲减退、厌油、尿黄、肝区不适、腹胀等症状,也可出现面色发黑、肝掌、蜘蛛痣、脾脏增大等表现,长期乙肝病毒感染可导致肝硬化、肝癌。

2.乙肝病毒的主要传播途径有哪些?

乙肝病毒主要经母婴、血液(包括皮肤和黏膜微小创伤)和性接触传播。在我国以母婴传播为主,占30％～50％,多发生在围生期(自妊娠的第28整周开始,至出生后的7整天结束),通过乙肝病毒呈阳性母亲的血液和体液传播。母亲的乙肝病毒基因(HBV-DNA)水平与新生儿感染乙肝病毒风险密切相关:乙肝e抗原阳性、乙肝病毒基因高水平母亲的新生儿更容易发生母婴传播。

本病毒在成人主要经血液、皮肤黏膜和性接触传播。由于对献血人员实施严格的乙肝表面抗原和乙肝病毒基因筛查,采取安全注射措施,经输血或血制品传播风险已很少发生。乙肝病毒也可经破损的皮肤黏膜传播,如会在修足、文身等中意外暴露,造成感染。另外,与乙肝病毒感染者发生无防护的性接触,特别是有多个性伴侣者、男男同性恋者,其感染乙肝病毒的风险较高。

乙肝病毒不经呼吸道及消化道传播。因此,日常的学习、工作或生活接触,如与患者在同一办公室、同一宿舍、同一餐厅用餐、拥抱、握手等无血液暴露的接触,不会传染乙肝病毒。

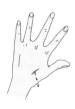
血液传播

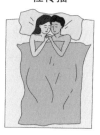
性传播

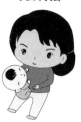
母婴传播

3.乙肝病毒在体外容易被杀灭吗?

乙肝病毒对热、低温、干燥、紫外线及一般浓度的化学消毒剂有一定耐受性;在零下 20 ℃时可存活 20 年,在 37 ℃时可存活 7 天;对乙醇、来苏儿水、碘酊等不敏感。不过,如果用 100 ℃的水煮沸,大约需要 10 分钟就可以杀死乙肝病毒。而且乙肝病毒对高温、高压没有耐受力,所以高温、高压、蒸汽消毒可以很快将乙肝病毒杀死。另外,乙肝病毒对 0.5％过氧乙酸、3％漂白粉以及 0.2％苯扎溴铵(又称"新洁尔灭")等敏感。

4.哪些人需要进行乙肝病毒感染的筛查?

乙肝病毒主要经母婴、血液和性接触传播,所以以下人群可行乙肝病毒感染的筛查:①乙肝孕妇所生的新生儿;②血液或器官组织捐献者;③有注射毒品史者;④应用免疫抑制剂治疗的患者;⑤既往有输血史、接受血液透析的患者;⑥丙肝病毒感染者;⑦HIV 感染者;⑧与乙肝表面抗原阳性者有性接触或有家庭密切接触者;⑨有接触血液或体液职业危险的卫生保健人员、公共安全工作人员、囚犯;⑩肝功能指标异常者。

5.乙肝病毒的潜伏期大约是多长时间?

从乙肝病毒进入人体到出现症状的时期称为乙肝病毒的潜伏期,期间无临床症状,所以不易被人发现。乙肝病毒的潜伏期一般为 6 周至 6 个月,平均 3

个月。潜伏期的长短与受感染的途径、感染病毒的多少、人体的抵抗力都有一定的关系。在大多数情况下,经过输血或注射引起的乙肝病毒感染,潜伏期较短。

6.预防乙肝病毒感染最有效的方法是什么?

接种乙肝疫苗是预防乙肝病毒感染最有效的方法。乙肝疫苗的接种对象主要是新生儿,其次是婴幼儿,以及15岁以下未免疫人群和高危人群。

乙肝疫苗全程需要接种3针,分别在婴儿刚出生后12小时、出生后1个月和出生后6个月时接种。新生儿接种部位为上臂外侧三角肌或大腿前外侧中部肌肉内注射,儿童和成人为上臂三角肌中部肌肉内注射。

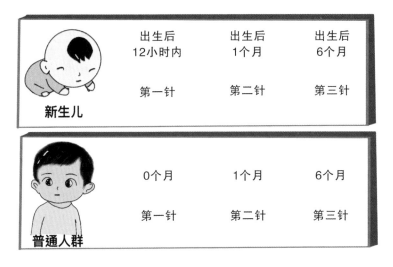

7.乙肝五项是哪五项?

乙肝病毒血清学标志物包括乙肝表面抗原和抗体、乙肝 e 抗原和抗体、乙肝核心抗原和抗体,由于乙肝病毒核心抗原在血液中含量极少,所以临床乙肝标志物检查一般不包含乙肝病毒核心抗原,其他 5 个指标即我们常说的乙肝五项。

8.乙肝五项分别有什么临床意义?

(1)乙肝表面抗原(HBsAg):乙肝表面抗原呈阳性提示有完整的病毒颗粒存在,所以只要乙肝表面抗原阳性就应该认为体内有乙肝病毒感染。急性乙肝患者绝大多数可以发病3～6个月后转阴,但慢性乙肝患者的乙肝表面抗原会持续阳性。

（2）乙肝表面抗体（抗-HBs）：其为一种保护性抗体，阳性表示对乙肝病毒有免疫力，见于乙型肝炎恢复期及接种乙肝疫苗者。

（3）乙肝 e 抗原（HBeAg）：其产生于病毒内部，可分泌到血液中，e 抗原阳性表示患者处于高感染低应答期，提示病毒有活动，而且是具有传染性的指标。

（4）乙肝 e 抗体（抗-HBe，HBeAb）：其是人体针对 e 抗原产生的一种蛋白质，阳性结果提示病毒的传染性变弱，病情已处于恢复阶段，e 抗体在抗原转阴后数月出现。

（5）乙肝核心抗体（抗-HBc，HbcAb）：乙肝核心抗体分 IgM 和 IgG 两种，抗 HBc-IgM 阳性提示病毒活动，有传染性，可持续 6 个月。一般抗 HBc-IgG 呈阳性，而抗 HBc-IgM 呈阴性或低水平一般表示慢性或既往感染。乙肝核心抗体主要是 HBc-IgG，只要感染过乙肝病毒，不论病毒是否被清除，此抗体会伴随终身。

9.“大三阳”和“小三阳”分别代表什么？

“大三阳”和“小三阳”是俗称，并非医学术语，也不是病名。所谓“大三阳”是指乙肝血清学指标中的乙肝表面抗原、乙肝 e 抗原、乙肝核心抗体三项呈阳性。乙肝“大三阳”一般提示体内病毒复制比较活跃。“小三阳”是指乙肝表面抗原、乙肝 e 抗体、乙肝核心抗体三项阳性。“小三阳”一般提示乙肝病毒复制减少，病毒载量下降，传染性减弱。无论“大三阳”还是“小三阳”，只是反映人体内携带病毒的状况，均不能反映肝脏功能的正常与否，因此不能用来判断病情的轻重。

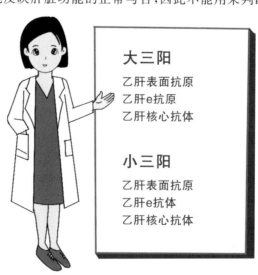

10.常见生化学指标有什么临床意义？

（1）血清丙氨酸氨基转移酶（ALT）、天门冬氨酸氨基转移酶（AST）：它们最常用，其水平可反映肝细胞损伤程度。

（2）血清总胆红素：其水平与胆红素生成、摄取、代谢、排泄相关，升高的主要原因是肝细胞损害、肝内外胆道阻塞、胆红素代谢异常和溶血。肝功能衰竭者的血清胆红素会＞171 微摩尔/升，或每天上升超过正常值上限的 1 倍，且可出现胆红素升高但 ALT 和 AST 下降的"胆酶分离"现象。

（3）血清白蛋白和球蛋白：其反映肝脏合成功能，慢性乙肝、肝硬化和肝功能衰竭者可有血清白蛋白下降。随着肝损害加重，白蛋白/球蛋白比值可逐渐下降或倒置（＜1）。白蛋白水平同时也受营养状况等的影响。

（4）血清胆碱酯酶：其可反映肝脏合成功能，对了解肝脏应急功能和贮备功能有参考价值。

（5）血清 γ-谷氨酰转肽酶（GGT）：健康人血清中的 GGT 主要来自肝脏。此酶在急性肝炎、慢性活动性肝炎及肝硬化失代偿时可轻中度升高；在酒精性肝病、药物性肝病、胆管炎并肝内外胆汁淤积时可显著升高。

（6）血清碱性磷酸酶（ALP）：此酶经肝胆系统排泄。当 ALP 产生过多或排泄受阻时，血中 ALP 可发生变化。临床上常借助其动态观察并判断病情发展、预后和疗效。

（7）血清总胆汁酸（TBA）：健康人周围血液中血清胆汁酸含量极低，当肝细胞损害或肝内、外阻塞时，会引起胆汁酸代谢异常，TBA 升高。

（8）甲胎蛋白（AFP）：血清 AFP 及其异质体是诊断肝细胞癌的重要指标。

（9）凝血酶原时间（PT）及凝血酶原活动度（PTA）：PT 是反映肝脏凝血因子合成功能的重要指标，PTA 是 PT 测定值的常用表示方法，对判断疾病进展及预后有较大价值。近期内 PTA 进行性降至 40％以下为肝衰竭的重要诊断标准之一，PTA＜20％者提示预后不良。

11.急性乙肝病毒感染的特点是什么？

（1）患者既往无乙肝病毒感染的证据。

（2）患者发病时转氨酶升高幅度较大。

（3）患者一般不需要抗病毒治疗，乙型肝炎表面抗原、乙肝 e 抗原及乙肝病毒基因滴度逐渐下降，半年内自然转阴，乙型肝炎表面抗原消失后乙肝表面抗体转阳。

（4）患者急性期抗 HBc-IgM 滴度高（≥1∶1000），抗 HBc-IgG 阴性或低水平。

（5）患者发病时可有畏寒、发热、乏力、食欲减退、恶心呕吐、腹泻以及肝区胀痛等表现，肝脏一般轻度肿大、质软、有触痛等；经过休息及对症治疗后，肝功能恢复较快，且一般不出现反复，预后好。急性肝炎大部分为自限性，能够自愈。但也有约 10% 的急性乙型肝炎患者可能变为慢性肝炎，多见于无黄疸型及免疫功能有缺陷的患者。

12.乙肝病毒感染慢性化的概率有多大？

乙肝病毒感染是否慢性化与感染时的年龄有关。婴幼儿期感染乙肝病毒慢性化的可能性最大，约 90% 的婴儿、25%～50% 的儿童（1～5 岁）可转为慢性感染。而成年人感染乙肝病毒，绝大部分为急性感染，为自限性过程，可自愈，但仍有 5%～10% 可转变为慢性感染。

13.乙肝病毒感染的患者常见临床表现有哪些？

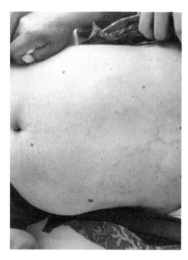

乙肝病毒感染的临床表现是多样化的。①全身症状：乏力懒动、精神不振、体重下降等。②消化系统表现：食欲减退、厌食油腻、腹胀、腹泻、腹痛等。③出血倾向：牙龈、鼻腔出血，皮肤黏膜紫癜等。④黄疸：表现为皮肤黏膜及巩膜黄染，尿色不同程度加深。⑤部分肝硬化患者可出现腹水。

部分乙肝患者发病早期可完全没有症状，仅在查体时发现肝掌、蜘蛛痣、转氨酶升高。也有部分患者发病就表现为肝衰竭，临床表现为极度乏力、食欲下降、腹胀、恶心、呕吐，黄疸迅速加深，凝血功能障碍，可合并肝性脑病、腹水、电解质紊乱、感染、肝肾综合征等并发症，可能需要人工肝或肝移植治疗，病死率高。

14.有肝掌一定就是肝炎吗？

肝掌是指手掌两侧的大小鱼际处皮肤出现了片状充血，或是红色斑点、斑块，加压后变成苍白色，解除压迫后又呈红色。慢性乙肝、肝硬化的患者常见肝掌,但是有肝掌不代表就得了肝炎,肝功能正常的人也会出现肝掌,长期大量饮酒的人也可见肝掌。

15.乙肝患者为什么会出现蜘蛛痣?

蜘蛛痣是一种皮肤毛细血管扩张症,通常是由于体内雌性激素过剩引起的。雌性激素具有扩张血管的作用,因此当患者因为各种原因导致体内雌性激素过剩的时候,就容易出现蜘蛛痣。肝脏是人体性激素代谢的调节器,特别是由人体分泌的雌激素,必须经过肝脏代谢后才能使功能减弱或使活性消失。当肝脏发生病变时,对雌激素的灭活能力下降,结果造成雌激素在体内大量堆积,

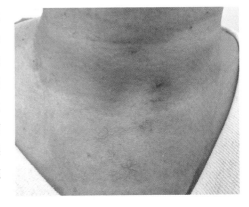

引起体内小动脉扩张,表现在皮肤上酷似蜘蛛,小者如大头针帽,大者直径可达 1 厘米以上。其中心稍隆起,如按压中心红斑,则其周围毛细血管褪色,移去压力后即复原,通常出现于上腔静脉分布的区域,如手、面颈部、前胸部及肩部等处。有蜘蛛痣的人如果担心自己患有肝病,建议及时去医院进行检查。

16.感染乙肝病毒后,一定会发生"肝炎→肝硬化→肝癌"三部曲吗?

所谓"三部曲",即患者感染了乙型肝炎病毒,患上慢性乙型肝炎,进一步发展为肝硬化,最终罹患肝癌。乙肝病毒是导致肝癌的重要原因。据统计,我国肝癌患者中约 90% 有乙肝病毒感染的背景,但并不代表 90% 的乙肝患者都会得肝癌,不能将乙肝直接和肝癌画上等号。那究竟有多少乙肝患者可能转变为肝癌呢? 研究表明因地区、种族等因素不同,10%~30% 的慢性乙型肝炎患者会经过 5~10 年发展为肝硬化,肝硬化中又有 5%~10% 经过 5~10 年才转变为肝癌。因此,肝癌不是乙肝患者的必然归宿。

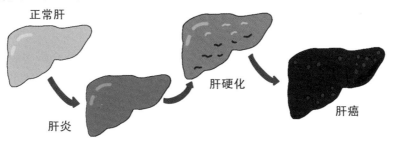

正常肝　　肝硬化

肝炎　　肝癌

17.感染乙肝病毒后,怎样才能避免疾病进一步发展?

乙肝发病过程就如同发生在肝脏内部的一场战争,即乙肝病毒和人体免疫细胞的战斗。慢性乙肝就是一场你争我夺的拉锯战,长期混战致使肝脏组织反反复复发生炎症、坏死、修复。肝脏在一次次的自我修复中形成纤维化,最后形成肝硬化,一部分患者进一步恶变成肝癌。由此可知,要想有效切断"肝炎→肝硬化→肝癌"的恶性链,首先要控制肝炎的发展,抑制乙肝病毒复制,因而抗乙肝病毒治疗无疑是最关键的措施。故乙肝病毒感染者、乙肝患者及肝硬化患者应在专科医师的指导下积极抗病毒治疗,最大限度地长期抑制乙肝病毒的复制,控制引起这场战争的"元凶",减轻肝细胞炎症坏死及肝脏纤维组织增生,延缓和减少肝功能衰竭、肝硬化失代偿期、肝癌和其他并发症的发生,改善患者的生命质量,延长生存时间。

18.乙肝患者有必要行腹部超声检查吗?

对于乙肝患者来说,根据病情定期行腹部超声检查是十分必要的。

腹部超声检查操作简便、无创、价格低廉、实时显像,便于反复进行,为最常用的肝脏影像学检查方法。其可以观察肝脏和脾脏的大小、外形、实质回声,并能测定门静脉、脾静脉和肝静脉内径及血流情况,而且能有效发现肝内占位性病变,对于监测和早期发现肝细胞癌至关重要。当然它也有局限性:图像质量和检查结果容易受设备性能、患者解剖部位和操作者技术水平等因素影响。

19.乙肝患者超声检查都会提示肝回声增粗吗?

肝回声增粗是肝脏超声影像学的图像描述,患者感染乙肝病毒后是否有肝回声增粗与肝脏损伤的不同病理阶段有关,并不是都有回声增粗。

肝脏之所以会出现回声增粗,主要是因为肝脏的实质炎症发作及纤维增生,使肝脏质地发生不均质性改变,造成这种改变的原因有很多,最常见的几种原因是乙型病毒性肝炎、丙型病毒性肝炎、药物性肝炎、酒精性肝炎或非酒精性脂肪性肝炎,这些损肝因素导致肝细胞的反复破坏,肝脏纤维组织的不断增生,影像学上的表现就是图像增粗、增强、欠均质等。

如果超声检查报告中看到肝脏回声增粗、增强的表现,往往提示患者有一个慢性损伤的过程,逐步向早期的纤维化或者是肝硬化方向进展,这个时候就要高度关注,找有经验的专业医生就诊。同时,患者可进行肝脏生化学检查、肝脏瞬时弹性检测，以进一步查明原因，及时规范治疗。

20.乙肝该怎样治疗？

乙肝分急性和慢性两种。90%的成年急性乙型肝炎患者可自愈，而慢性乙肝的治疗关键为抗病毒治疗，以达到最大限度的长期抑制乙肝病毒的复制，减轻肝细胞炎症坏死及肝脏纤维组织增生，延缓和减少肝功能衰竭、肝硬化失代偿、

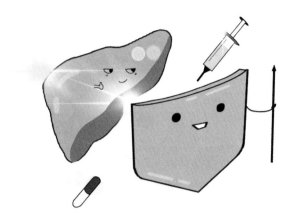

肝细胞癌和其他并发症的发生。目前，推荐的抗病毒药物有恩替卡韦、富马酸替诺福韦、富马酸丙酚替诺福韦、干扰素等。另外，患者也可进行抗炎、抗氧化、保肝治疗，药物种类包括甘草酸制剂、水飞蓟素制剂、五味子制剂、多不饱和卵磷脂制剂、营养支持药物等，其主要通过保护肝细胞膜及细胞器等起作用，改善肝脏生物化学指标，但不能取代抗病毒治疗。ALT 明显升高者、肝组织学明显炎症坏死者，在抗病毒治疗的基础上可适当应用抗炎保肝药物，不宜同时应用多种药物，以免加重肝脏负担，或因药物相互作用发生不良反应。肝组织病理学可见纤维化甚至肝硬化的患者可给予抗纤维化治疗，可以采用安络化纤丸、复方鳖甲软肝片、扶正化瘀胶囊等治疗。乙肝治疗是一个复杂漫长的过程，建议在专科医师指导下进行。

21.哪些患者需要抗病毒治疗？

医生会依据患者血清乙肝病毒基因、ALT 水平和肝脏疾病严重程度，同时需要结合年龄、家族史和伴随疾病等因素来综合评估乙肝病毒基因，以决定是否需要启动抗病毒治疗。

血清乙肝病毒基因为阳性的慢性乙肝病毒感染者，若其 ALT 持续异常且排除其他原因导致的升高时，均应考虑抗病毒治疗。

若存在肝硬化的客观证据，无论 ALT 和乙肝病毒基因水平及 HBeAg 阳性与否，均建议积极抗病毒治疗。

对于 ALT 正常、乙肝病毒基因呈阳性的患者，如有以下情形之一，则疾病

进展风险较大,建议抗病毒治疗:①肝脏组织学存在明显肝脏炎症(2 级以上)或肝纤维化 2 级以上者。②ALT 持续正常(每 3 个月检查 1 次,持续 1 年),无肝硬化或肝癌家族史但年龄>30 岁者。③ALT 持续正常,年龄>30 岁,有肝硬化或肝癌家族史者。④ALT 持续正常,有乙肝病毒相关肝外表现(肾小球肾炎、血管炎、结节性多动脉炎、周围神经病变等)者。

22.乙肝表面抗原为阳性的女性可以生育吗?

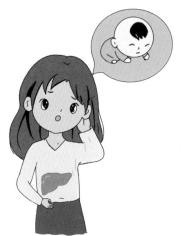

乙肝表面抗原为阳性的女性如果病情稳定,并在医师指导下进行母婴阻断后是可以生育的。乙肝主要通过血液传播、性传播和母婴传播,在我国以母婴传播为主,占 30%～50%,多发生在围生期,通过乙肝病毒为阳性母亲的血液和体液传播。母亲的乙肝病毒基因水平与新生儿感染乙肝病毒的风险密切相关。如果妈妈有乙肝,且不加干预,孩子是很有可能也感染上乙肝的,所以要定期检查,由专科医师对病情进行评估,指导诊疗。

23.阻断乙肝病毒母婴传播的治疗方案有哪些?

根据我国慢性乙肝防治指南及阻断乙型肝炎病毒母婴传播临床管理流程,对于有生育要求的慢性乙肝患者,若有治疗适应证,应尽量在孕前应用干扰素治疗,以期在孕前 6 个月内完成治疗,并在治疗期间采取可靠避孕措施。若不适合应用长效干扰素或治疗失败,可采用替诺福韦治疗。对于妊娠期间的慢性乙肝患者,ALT 轻度升高可密切观察,肝脏病变较重者,可以使用替诺福韦抗病毒治疗。对于抗病毒治疗期间意外妊娠的患者,若正在服用替诺福韦,建议继续妊娠;若正在服用恩替卡韦,可不终止妊娠,建议更换为替诺福韦继续抗病毒治疗;如使用干扰素治疗应权衡利弊,因干扰素对生育是有影响的,如决定继续妊娠则要换用替诺福韦治疗。若肝功提示转氨酶持续正常,并提示处于免疫耐受期,此时孕妇血清乙肝病毒基因高载量是母婴传播的高危因素之一,新生儿标准乙肝免疫预防及母亲有效的抗病毒治疗可显著降低乙肝病毒母婴传播的发生率。妊娠中后期患者如果乙肝病毒基因载量大于 2×10^5 单位/毫升,可于妊娠 24～28 周开始给予替诺福韦治疗,且一定要在医生的指导下加强随访和监测。

24.乙肝病毒如何通过性生活传播？

乙肝主要经血液、母婴及性接触传播，其传染性的大小主要决定因素是血液中的病毒载量，血液中病毒载量越高传染性越强，体液尤其是精液或阴道分泌物中病毒载量也会相应增高。在性生活过程中生殖器黏膜容易损伤，更容易导致乙肝病毒的传播。如果一方患有乙型肝炎，性伴侣应及时注射乙肝疫苗并确定产生保护性抗体，在性生活过程中应用安全套也可以有效避免乙肝性传播。

25.接触乙肝患者的唾液会传染乙肝吗？

正常情况下，唾液是不会传染乙肝病毒的，除非接触者有口腔溃疡或接触部位有伤口。所以如果健康人群不慎接触了乙肝患者的唾液，不用太过担心，首先检查自己接触部位有没有伤口或者溃疡，若没有是不会感染的。

26.男性在抗乙肝病毒治疗过程中能否备孕？

对于男性抗病毒治疗患者的生育问题，我国《慢性乙肝防治指南》中提出，应用干扰素治疗的男性，在停药后 6 个月方可考虑生育；目前尚无证据证明核苷（酸）类似物治疗对精子有不良影响，应用核苷（酸）类似物抗病毒治疗的男性患者，可在与医生充分沟通的前提下考虑生育，并建议使用替诺福韦继续抗病毒治疗。替诺福韦分类属于妊娠期 b 类药物，在动物实验中没有发现对胚胎产生致畸作用。

27.慢性乙肝要长期吃药吗？

慢性乙肝是一种慢性疾病，目前的治疗手段尚不能完全根治疾病，只能控制疾病进展。药物治疗可以控制症状，但乙肝病毒不断复制，很难被彻底清除，不能从根本上治愈乙肝，需要长期规范化用药。目前，慢性乙肝治疗的总体目标是"最大限度地长期抑制乙肝病毒"，从而减轻肝细胞炎症坏死及肝纤维化，延缓疾病进展。

28.乙肝患者病情稳定能否停药？

这是很多乙肝患者想知道的问题。口服核苷类或核苷酸类抗乙肝病毒药如果未达到停药标准，不能随意停药，否则可出现病毒反弹、病情加重，甚至肝功衰竭，危及生命。对于 e 抗原阳性的慢性乙肝的停药标准是检测不到乙肝病毒基因、转氨酶恢复正常、e抗原转阴并且产生了e抗体,再巩固治疗至少3年,期间每隔6个月复查1次,一直保持不变者可考虑停药观察。e抗原阴性的慢性乙肝的停药标准是乙肝表面抗原转阴,并且检测不到乙肝病毒基因,可停药观察,延长疗程可以减少复发,但肝硬化的患者不建议停药。患者停用抗病毒药物前,一定要去咨询专科医师,不能盲目停药。

29.得了乙肝还能活多长时间?

同样是乙肝患者,其寿命可能会有非常大的差别。

如果乙肝患者对于自身疾病比较重视,平时做到生活规律、绝对戒酒、不应用损伤肝脏药物,能够定期复查肝功能、腹部影像学及病毒定量等指标,且具备抗病毒治疗指征时及时规律治疗,使疾病得到有效控制,减少发生严重肝病、肝硬化及肝癌的概率,这类患者和正常人的寿命相差无几。

如果患者并不重视疾病,生活饮食不规律、酗酒、乱用药物,而且不能定期复查肝功能等指标,不接受正规治疗,疾病将持续进展,容易导致肝硬化、肝癌、肝衰竭,并使其寿命大大缩短。所以得了乙肝并不可怕,患者不需要过分忧虑,平时要注意改变生活方式,避免可能造成肝脏损伤的因素,更重要的是要定期复查肝功能、腹部彩超等指标,必要时及时到专科医院接受正规治疗。

30.乙肝病毒控制住了肝硬化还会进展吗?

有些人认为乙肝病毒经过抗乙肝病毒药物控制住之后,就万事大吉了,不再复查了,也开始喝酒了,这就大错特错了。乙肝病毒是一种结构比较复杂的病毒,目前抗病毒药物尚不能将其彻底杀死,只是最大限度长期抑制乙肝病毒复制。体内仅存的少量乙肝病毒也可能引起肝硬化或者使肝硬化进一步发展。但是如果患有慢性乙肝,不经治疗只会加快肝硬化的发展或加重原有的病情。所以,乙肝患者不仅要进行抗病毒药物治疗,即使病情稳定了,仍需要定期随访复查,动态了解疾病是否有进展。

31.慢性乙肝能不治而愈吗?

慢性乙肝能不治而愈的患者非常少,绝大多数人需要积极抗病毒治疗以延缓疾病进展。慢性乙肝病毒感染的过程就是机体与乙肝病毒斗争的过程,也是抗乙肝病毒免疫的发展过程。每个人免疫发展的程度和速度不同,疾病的结局也有很大差异。只有极少部分免疫逐渐增强的患者,最后能够自然清除病毒,即所说的不治而愈。多数慢性乙型肝炎患者,如果不经过抗病毒治疗,肝脏炎症会经常反复,或病变持续发展,最终约40%的患者会进展为肝硬化,甚至发展成肝癌。

32.抗乙肝病毒治疗过程中需要监测哪些指标?

对于应用长效干扰素的患者需检查血常规(治疗第1个月每1~2周1次,稳定后每月1次)、肝脏生化指标(每月1次)、甲状腺功能指标、血糖值、乙肝病毒基因定量、乙肝五项指标定量(每3个月1次)、肝脏硬度值测定(每6个月1次)、腹部超声检查和甲胎蛋白检测(无肝硬化者每6个月1次,有肝硬化者每3个月1次),必要时做强化CT或增强磁共振以早期发现肝癌。

对于应用口服抗病毒药物的患者需检查血常规、肝脏生化指标、乙肝病毒基因定量、乙肝五项指标定量、肝脏硬度值测定等,每3~6个月检测1次;另外还要检查腹部超声和甲胎蛋白(无肝硬化者每6个月1次,有肝硬化者每3个月1次),必要时做强化CT或增强磁共振以早期发现肝癌。服用替诺福韦的患者应每6~12个月检测1次血磷及肾功能。

33.高敏乙肝病毒基因检测需要空腹吗?

若只行高敏乙肝病毒基因检测是不需要空腹的,但对于乙肝患者一般还需要进行肝功能、腹部影像学等检查,此两项需要空腹检查,故建议检查高敏乙肝病毒基因时空腹进行。

34.如何解读高敏乙肝病毒基因检测报告?

当拿到高敏乙肝病毒基因检测报告时可能会出现以下三种情况:

(1)未检测到靶基因:标本中未检测到乙肝病毒基因,即常说的阴性结果,如果是抗病毒治疗之后检测的则提示抗病毒治疗效果好。

(2)高敏乙肝病毒基因定量<20 IU/毫升或<10 IU/毫升:提示病毒定量很低,但无法测出数值。

(3)(XX)IU/毫升:标本中能检测到具体数量的乙肝病毒基因。

需要注意的是后两种均为阳性结果,但是不同的数值采用的诊疗方案也不尽相同。

35.只要乙肝表面抗原阴性就能排除乙肝病毒感染吗?

临床上有一种隐匿性乙肝病毒感染越来越引起大家的重视,是指根据现有的检测方法,该指标为阴性,但其肝组织和(或)血液中存在具有复制能力的乙肝病毒。隐匿性乙肝病毒感染主要见于血清中乙肝核心抗体和(或)乙肝表面抗体呈阳性的患者,甚至无任何乙肝病毒血清学标志物的患者。

36.隐匿性乙肝病毒感染有哪些危害?

我国人群乙肝病毒感染率较高,是隐匿性乙肝病毒感染存在的基础,其危害主要有以下几方面:

(1)它会在输血、血液透析以及脏器移植中传播乙肝病毒。

(2)它是隐源性肝病(肝炎、肝硬化)的病因。

(3)当丙肝病毒或免疫缺陷病毒感染合并隐匿性乙肝病毒感染时,将会影响其自然病程或增加疾病的严重程度。

(4)研究发现隐匿性乙肝病毒感染与肝癌发生有关,尤其是合并丙肝病毒感染时。

(5)它是乙肝疫苗接种和母婴阻断失败的原因之一。

隐匿性乙肝病毒感染可以被称为"幽冥"般的杀手,所以应引起大家的重视。

37.体内没有乙肝抗体需要打疫苗吗?

如果体内没有乙肝表面抗体,是推荐注射乙肝疫苗的。如果本身乙肝表面抗体为阳性,那就不需要再次接种了。乙肝表面抗体是乙肝病毒表面抗原刺激人体免疫系统后产生的抗体,它是一种保护性抗体,也叫中和性抗体。它能中和掉乙肝病毒,保护人体免受乙肝病毒袭击,通常是通过疫苗接种产生或者既往感染乙肝自身清除病毒后产生。目前,我国仍为乙肝中度流行地区,所以注射乙肝疫苗还是很有必要的。

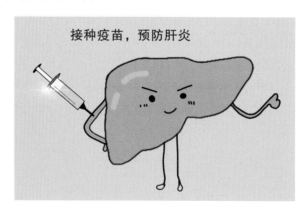
接种疫苗,预防肝炎

38.如果发生乙肝病毒职业暴露该怎么办?

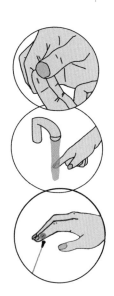

(1)用流动水或生理盐水冲洗感染部位。

(2)若有伤口,由近心端向远心端轻轻挤压伤口周围使血液排出。

(3)用碘伏进行局部消毒。

(4)立即查乙肝病毒基因定量和乙肝表面抗体数值。若出现异常,应及时注射 1 针乙肝免疫球蛋白(24 小时内),并且注射第一针乙肝疫苗,接着在一个月后和半年后分别注射第二针及第三针乙肝疫苗,第三个月及第六个月时进行随访。

39.为什么成年人感染乙肝病毒后变为慢性感染的概率低?

成年人感染乙肝病毒多为急性感染,极少数转为慢性乙肝。这主要是因为人类成年后免疫系统已发育完善,感染乙肝病毒后免疫系统会针对乙肝病毒产生有效的免疫防御,95% 的成年人可以自然将乙肝病毒清除。另外,我国自 1992 年将乙肝疫苗的预防接种纳入新生儿计划免疫,所以在 1992 年后出生的人群中,具有乙肝表面抗体的人数大大增加。随着人们对乙肝预防意识的增强,成年预防接种乙肝疫苗的人数也大大增加。此外,国家对临床应用的血液及血液制品的严格监控,使成年人接触到乙肝的概率大为降低。

40.乙肝妈妈能母乳喂养吗?

新生儿在出生后 12 小时内注射乙肝免疫球蛋白和乙肝疫苗后,可以接受乙肝表面抗原阳性母亲的哺乳。乙肝病毒基因水平是影响乙肝病毒母婴传播的最关键因素。及时进行母婴阻断的新生儿能获得对乙肝病毒的免疫力,母乳喂养不会增加母婴传播风险;但如果新生儿没有得到正规的免疫阻断,且母亲乙肝病毒含量高,母乳喂养是有可能导致乙肝传播的,尤其是在新生儿的消化系统黏膜有损伤时,会造成更大风险。

41.孩子入学查体会查乙肝指标吗?

孩子体检一般不查乙肝指标。2010 年以后由国家卫生部、教育部、人力资源部等出台了相关文件,在所有入学、入职等体检中都不建议强制性检测乙肝病毒学指标。这样做的目的就是保护患者隐私、减少乙肝患者因受到不必要的歧视而产生压力等负面情绪。我国自1992年将乙肝疫苗的预防接种纳入新生儿计划免疫,目前儿童乙肝表面抗体阳性概率非常大,一般情况下不会被感染。乙肝病毒不经消化道传播,一般接触也不传播,所以共处一室、共同就餐、一起游戏、拥抱、礼节性的亲吻不会传染乙肝病毒。

42.乙肝患者的日常饮食需注意什么?

乙肝患者在饮食上的注意事项需要根据病情来决定,平时需要注意的是充足的睡眠、合理营养、规律生活,劳逸结合,不熬夜,保持心情舒畅,可多吃一些新鲜的蔬菜和水果,少吃油腻、油炸食物,忌辛辣食品、忌乱用补品、忌烟、忌酒,即使少量饮酒,也会增加肝脏负担。

如果是乙肝携带者或者是肝功正常的患者,一般饮食没有特殊要求,可以适当地吃一些鸡鸭鱼肉,补充优质蛋白。但如果是比较重的乙肝患者,特别是肝硬化失代偿期的患者,需适当限制蛋白质的摄入,因为肝硬化失代偿期患者肝脏代谢解毒等各项功能均明显下降,高蛋白饮食会增加并发肝昏迷的风险。另外,肝硬化患者常伴有不同程度的食管胃底静脉曲张,这时饮食就要特别注意了,不要吃过冷、过热、过硬的食物,甚至要将食物粉碎成泥或煮得非常烂后再吃,避免进食坚果等坚硬粗糙的食物,这类食物可能会诱发消化道出血,出现生命危险。而对于乙肝伴有脂肪肝的患者则需要强调低脂饮食。

(杜磊 于海滨 黄燕 李晓迎)

武功尽废的"沉默杀手"——丙型肝炎

1.为什么丙型肝炎被称为"沉默杀手"?

丙型肝炎(简称"丙肝")之所以称为肝脏"沉默杀手",是因为大多数丙肝患者早期无明显临床症状,且疾病进展缓慢,最终导致肝硬化和原发性肝癌后才被发现。一般人群肝硬化发生率为5%~15%,一旦发展成为肝硬化,原发性肝癌的年发生率为2%~4%;如出现肝功失代偿,10年生存率仅为25%,原发性肝癌在诊断后的第一年,死亡的可能性为33%,严重威胁生命及身体健康。

2.查体发现丙肝抗体为阳性,是感染丙肝了吗?

当查体发现丙肝抗体为阳性时,应进一步检测丙肝病毒核糖核酸定量(HCV-RNA),以明确是否为现症感染。如果没有条件检测丙肝病毒核糖核酸,可以检测丙肝病毒核心抗原作为替代。

3.哪些行为可能感染丙肝呢?

感染丙肝病毒可能的途径主要有血液接触和垂直传播:

(1)输注血制品:其包括输血、输血制品、单采血浆回输血细胞。我国经输血和血制品传播丙肝病毒的情况已很少发生,目前的丙肝患者中,大多有 1993 年以前接受输血或单采血浆回输血细胞的历史。

(2)使用非一次性注射器和针头,以及使用未经严格消毒的牙科器械、内镜、侵袭性操作和针刺等;另外,与丙肝患者共用剃须刀、共用牙刷等也是丙肝病毒潜在的经血传播方式。静脉注射共用注射器和不安全注射已经成为现在新发感染最主要的途径。

(3)与丙肝病毒感染者性接触:有多个性伴侣的人群,感染丙肝病毒的危险较高。

(4)母婴垂直传播:丙肝感染的母亲可通过分娩感染新生儿。丙肝抗体为阳性的妈妈将丙肝病毒传播给新生儿的危险性约为 2%;如果妈妈在分娩时丙肝病毒核糖核酸为阳性,传染给新生儿的危险性可达 4%～7%;如果妈妈为丙肝病毒合并 HIV 感染,传染给新生儿的危险性增至 20%。

4.发生丙肝感染高危行为后应该怎么办?

发生丙肝病毒暴露后,需要立即清洗消毒,并检测外周血丙肝抗体和丙肝病毒核糖核酸,如果均为阴性,则在 1 周后和 2 周后再次检测丙肝病毒核糖核酸,如果仍然为阴性,基本可以排除感染;如果 1 周或 2 周后丙肝病毒核糖核酸转阳,可以再过 12 周观察是否能发生丙肝病毒自发清除,如果不能自发清除,仍然阳性,可行抗病毒治疗。

5.什么情况下需要进行抗丙肝病毒治疗?

丙肝是可以治愈的疾病。丙肝病毒核糖核酸慢性感染者丙肝抗体及丙肝病毒核糖核酸为阳性者不论是否有肝硬化、合并慢性肾脏疾病或者肝外表现,都需要进行抗丙肝病毒治疗,也就是只要能监测到丙肝病毒复制就应抗丙肝病毒治疗。

对于丙肝病毒急性感染者的抗病毒治疗目前仍存在争议,有学者认为,如果有谷丙转氨酶(ALT)升高,无论有无临床症状,都建议积极抗丙肝病毒治疗;而也有学者建议对持续 12 周丙肝病毒核糖核酸为阳性患者才考虑抗病毒治疗。

6.抗丙肝病毒治疗有什么益处?

抗病毒治疗可以清除丙肝病毒,使患者获得治愈,并清除或减轻丙肝病毒相关肝损害和肝外表现,逆转肝纤维化,阻止进展为肝硬化、失代偿期肝硬化、肝衰竭或肝细胞瘤,提高患者的长期生存率,改善患者的生活质量,预防病毒传播。

7.如何清除丙肝病毒,治愈丙肝?

慢性丙肝病毒感染者的抗病毒治疗已经进入直接抗病毒药物的泛基因型时代,丙肝病毒感染者都能达到90%以上的持续病毒学应答。在国际上已经获批准的直接抗病毒药物中,大部分已经在我国获得批准。药物的选择和疗程根据丙肝的基因型、有无肝硬化、合并疾病、合并用药、药物可及性及既往治疗等情况而不同,专科医生会对患者进行综合评估后制定个体化治疗方案。

8.丙肝治愈后还需要定期复查吗?

丙肝治愈后的复发率极低,但是不能完全排除复发的可能。所以即使丙肝治愈以后,也需要定期复查,患者一旦出现复发,需要再次给予积极的抗病毒治疗。

对于丙肝治疗后获得持续病毒学应答也就是临床治愈的患者,如有进展期肝纤维化和肝硬化,建议每 6 个月复查一次腹部超声和血清甲胎蛋白,筛查原发性肝癌的发生;每年复查一次胃镜,观察食管胃底静脉曲张情况。

对于抗病毒治疗失败者及确实不能接受治疗的患者,每年复查一次胃镜,观察食管胃底静脉曲张情况;如果肝脏基础好建议每年复查一次,应用无创检查评价肝纤维化的进展;如果是有肝硬化基础的患者,建议每 6 个月复查一次腹部超声和血清甲胎蛋白。

(张蒙　张纵)

寄生乙肝的"害虫"——丁型肝炎

1.丁型肝炎病毒与乙型肝炎病毒有何关系?

丁型肝炎病毒(HDV,简称"丁肝病毒")是一种有缺陷的 RNA 病毒,以颗粒形式存在于某些乙肝患者细胞核内和血清中,该病毒表面被乙肝病毒包膜蛋白包裹,自身既不能复制,也不能单独增殖,丁肝病毒感染需同时或先有乙肝病毒或其他嗜肝 DNA 病毒感染的基础。临床上因为乙肝多见,常掩盖或漏诊丁肝诊断,因此乙肝患者若病情突然恶化加重,应警惕感染丁肝病毒的可能。

2.丁肝的临床表现有哪些?

感染丁肝后,潜伏期为 4~20 周,此后的临床症状则取决于原有乙肝病毒感染的状态。

同时感染丁肝病毒与乙肝病毒:急性丁肝的症状体征与急性乙肝的症状体征重叠出现,不能区分,其临床症状可见乏力、食欲下降、黄疸,有的患者还会出现肝区疼痛、恶心、呕吐等症状。如急性乙肝患者血清 ALT 和胆红素双相升高,应怀疑为丁肝病毒与乙肝病毒的同时感染。

重叠感染丁肝病毒与乙肝病毒:既往有乙肝病毒感染的患者,其临床症状取决于丁肝感染前是乙肝病毒携带者,还是慢性乙肝者。如为乙肝病毒携带者,感染丁肝病毒后则表现为原有症状加重,比如乏力、食欲下降、黄疸等都较前明显;如为慢性乙肝患者,会使已有肝组织病变加重,并可加速向慢性活动性肝炎和肝硬化发展,甚至可发生肝功能衰竭。故对病情突然恶化加重的乙型肝炎患者,应警惕有无丁肝病毒感染。

对丁肝病毒感染尚无有效的治疗方法,临床以保肝、抗乙肝病毒对症治疗为主,所以关键在于预防。

3.丁肝的预防措施有哪些?

目前,没有疫苗接种可以预防丁肝病毒感染,所以要做好以下几方面以减少丁肝病毒的感染风险:

(1)严格筛选献血员,保证血液和血制品质量,是降低输血后丁型肝炎发病率的有效方法。

（2）对乙型肝炎易感者广泛接种乙肝疫苗,丁肝病毒为缺陷病毒,无乙肝病毒感染,就无丁肝病毒感染。

（3）严格执行消毒隔离制度,无菌技术操作,对针刺和注射实行一次性医疗用具,或一用一消毒,防止医源性传播。

（杜磊　李晓迎）

孕妇和老人应警惕戊型肝炎

1.什么是戊肝?

戊肝是戊型病毒性肝炎的简称,是由戊型肝炎病毒（HEV）引起的,以肝实质细胞炎症坏死为主的肠道传染病,主要经粪—口途径传播。其主要危害是导致急性肝功能受损,临床表现主要是乏力、食欲减退、厌油、黄疸等。一般戊型病毒性肝炎预后良好,绝大多数患者经系统诊疗后可完全治愈。但孕妇及老年人感染戊肝病毒,可能发展为重型肝炎、暴发性肝衰竭。特别是孕妇,若患有戊肝则死亡率较高,尤其妊娠晚期感染死亡率最高,可达20％～50％。

2.戊肝容易发生在哪些人群中?

人群对戊肝普遍易感,但不同年龄阶段人群的发病率有所不同。其中,儿童、青少年以亚临床感染为主,而临床病例多见于青壮年及中老年人,老年人和孕妇患者重症化风险较高。有基础肝病患者（病毒性肝炎、酒精性肝炎、脂肪性肝炎、药物性肝病等）、育龄期女性、中老年人、经常在外就餐者、集体生活人员（如学生）、食品相关的从业者、畜牧及海产品养殖人员、出国留学旅游务工人员为戊肝易感人群。

3.戊肝为什么被称为"吃出来"的肝炎?

戊肝的传播途径主要是粪—口传播。一般是由于水源被粪便污染而导致的传播,常以暴发或者流行的形式出现,因此发病高峰多在雨季或者洪水之后。戊肝病毒有多种传播方式,如日常生活中通过接触被戊肝病毒污染的用具、手或者直接接触口传播；还可通过水源传播，一般为水源被带有病毒的粪便污染；食物污染也可导致病毒传播，如食用没有煮熟的壳类水产品或者蔬菜。戊肝从口入，所以被称为"吃出来"的肝炎。

4.慢性乙肝重叠戊肝病毒感染严重吗？

有报道我国一项纳入 2008～2019 年的荟萃分析表明，慢性肝炎患者重叠感染戊肝后，肝衰竭的发生率达 34.7％，因此而住院的患者病死率达 13.8％，都远远高于其他非重叠感染患者，所以需引起大家重视。

5.如何治疗戊肝？

对于戊型病毒性肝炎尚无特效的治疗药物，治疗原则是根据患者的病情轻重、临床类型和并发症等对症治疗。患者急性期以卧床休息为主，并清淡饮食。一般戊肝患者会出现胆红素和转氨酶的明显升高，需及时给予保肝、降酶、退黄等治疗。小部分戊肝患者可能会进展为重型肝炎，应加强支持治疗，维持水和电解质平衡，补充白蛋白和（或）其他血制品，可以改善肝脏微循环，降低内毒素血症，防治各种并发症，必要时行人工肝替代治疗或者做肝移植等处理。

6.如何预防戊肝？

预防该病主要采取以切断传播途径为主的综合性措施。除保护水源、防止粪便污染外，应对畜牧养殖者、疫区旅行者、餐饮业人员、集体生活者等高风险人群，以及慢性肝病患者、育龄期妇女、老年人等高危人群推荐接种戊肝疫苗，这是目前最有效而且安全的预防措施。

（杜磊 李晓迎）

肝硬化

1.什么是肝硬化？

正常的肝脏是柔软的，硬化的肝脏质地是硬的，就像被捆了很多细细的尼龙绳；正常的肝脏是红润的、饱满的，硬化的肝脏则是暗红色的、体积变小、表面疙疙瘩瘩的。

2.什么原因可以引起肝硬化呢?

很多原因可以引起肝硬化。当前,在我国导致肝硬化最常见的原因仍然是乙肝病毒的感染,其他还包括长期大量饮酒、自身免疫性肝病、慢性丙肝病毒的感染、寄生虫感染、不科学的用药、慢性中毒、非酒精性的脂肪肝及一些遗传代谢性疾病等。

3.怎样知道自己是不是得了肝硬化?

在肝硬化的早期,患者通常没有特殊的表现,与常人无异。但有少部分患者在早期或者随着疾病的进展,会表现出面色暗沉、没有光泽,消化不良、胀气、便秘、腹泻、不愿意吃饭,或者男性乳房发育、女性月经不调等。而一旦出现腿肿、肚子变大、小便少且深、大便发黑发亮、吐血、头晕、眼睛变黄、反应变慢等,则提示肝硬化病情可能比较严重了,需要及时就医。

4.做什么检查才能查出肝硬化?

不同的检查对于肝硬化的发现和诊断意义是不一样的。例如,血常规和肝功这两项最基础的检查就有助于判断有没有发生肝硬化,彩超是诊断肝硬化最经济实惠的影像学检查,但因为它本身成像特点的限制和机器的差别等,有时候还需要进一步检查;另外,有肝脏硬度检测仪、高分辨率 CT 和磁共振,都能帮助患者诊断肝硬化。当然,还有一些特殊情况,可能需要患者进行肝穿刺活检,也就是进行肝脏病理学检查后才能诊断。

5.肝硬化患者大便发黑时该怎么办?

肝硬化患者的大便如果发黑、发亮,则有可能出现了消化道出血,如果同时感到头晕、恶心,最好立即呼叫"120"去医院就诊。在"120"到来之前不要吃喝、尽量不要活动,以减少出血量,这一点很重要。如果同时有吐血,说明出血较急或者出血量较大,在"120"到来之前可以少量服用奥美拉唑、云南白药等,但切忌擅自加大药量、不停吃药。

6.肝硬化患者"糊涂"了该怎么办?

在一次大量进食高蛋白食物(如肉食、鸡蛋、豆制品)后,或者便秘数天后,或者消化道出血后,肝硬化患者容易出现"糊涂"表现。一旦出现这种情况,家人千万要重视,患者很可能出现了肝性脑病。这时候需要家人陪伴在他们身边以防止意外发生,同时如果家中备有治疗肝性脑病的药物可以遵医嘱应用,再或者就近找诊所灌肠,必要时到医院就诊。

7.肝硬化患者的饮食需要注意什么?

肝硬化患者饮食的基本原则是戒酒、保证饮食的多样性及均衡性。早期肝硬化患者的饮食应当注意加强营养,多吃富含蛋白质、微量元素以及各种维生素的食物,如新鲜的水果和蔬菜、牛奶、鸡蛋、瘦肉、鱼类等。而晚期肝硬化患者饮食的基本原则是提倡少食多餐、细嚼慢咽、睡前加餐(糖尿病患者要注意血糖),提倡低盐饮食、避免进食粗糙刺激难消化食物等。

(王灿 吕卉)

中医话肝病

1.乙肝患者为什么要在春季养肝?

中医认为肝在五行中属木,与春气相通。春天是万物复苏、草木发芽的季节,天人相应,也是肝气升发的季节,应顺应肝脏之性,不宜逆之。立春是春季的开始,从这一天开始人们就应该早睡早起,早晨起来多到室外散步,让自己全身放松,处于舒缓状态。如果春天肝气(肝阳)升发不及,到了夏天人体跟不上天时的变化,不能充分调动人体的阳气,则会出现腹泻、双下肢凉等寒象的症状。故春季当养肝,乙肝患者本身有肝病,更应小心呵护春季肝脏的升发之气,不能使之更损,派生变证。

2.乙肝患者为什么容易感冒?

中医认为五脏都有"官职",而肝是一名勇猛、睿智的将军,将军领军御敌,既可安内,也可攘外,所以防御外邪是肝脏的基本机能,就如《黄帝内经》中提到的"肝者主为将,使之候外"。乙肝患者多为乙肝病毒长期内伏肝脏,疫疠之邪耗伤肝脏气血,肝抵抗外邪能力减弱,故容易感冒。所以,乙肝患者在天气变化时当注重增减衣物,减少外感邪气的机会。

3.乙肝患者为什么容易便秘?

中医《伤寒杂病论》中有句话叫"见肝之病,知肝传脾",即肝病则脾病,脾主将水和食物运化为营养物质被人体吸收或成为糟粕排出体外,脾病则运化功能失职,即胃肠动力下降,故容易出现便秘。肝主气机的通畅,粪便的排出需要气的推动,乙肝患者肝气不足,不能调节大肠排便,容易便秘。故乙肝患者平日可进食火龙果、香蕉等促进排便的食物,或进行穴位按摩,天枢(肚脐两侧旁开三横指,左右各1个)、支沟(腕背侧横纹中央上四横指,左右各1个),每穴按揉10分钟,每天1~2次,以预防或改善便秘。另外,需提醒肝硬化患者应避免进食粗纤维食物,以免发生上消化道出血。

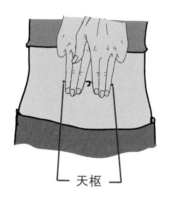
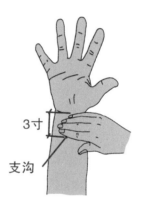

天枢

3寸

支沟

4.重型肝炎患者的消化道症状为什么"朝轻暮重"?

中医认为"天人相应",早晨太阳逐渐升起,一天的阳气随之增加,人体的阳气也逐渐增多,发挥其作用。重型肝炎患者肝脏受损,肝气(肝阳)不足,清晨人体顺应天时变化,仍会调动不足的肝气(肝阳)发挥其促进脾胃运化食物的作用,故早上进食后恶心等症状相对轻,经过一天的饮食,肝气更加不足,到了下午或晚上,太阳逐渐落山,一天的阳气慢慢减少,加之肝气耗损,肝气帮助脾胃消化食物的机能下降,通常表现为晚餐后容易出现恶心、呕吐、腹胀等症状或上述症状加重。所以,重型肝炎患者应少食多餐,尤其避免晚餐进食过多,导致晚上消化道症状加重。

5.如何通过中医的方法预防乙肝肝硬化腹水患者复发？

中医称乙肝肝硬化腹水为"鼓胀"。清代一位医家沈金鳌在《沈氏尊生书》中提到，关于预防鼓胀应"先令却盐味，厚衣衾，断妄想，禁忿怒"。首先，少食盐，乙肝肝硬化腹水的患者摄入钠盐应为 4～6 克/天。其次，中医有"外邪引动内邪"之说，外邪侵袭乙肝肝硬化患者易诱发乙肝病毒活动破坏肝脏细胞，出现转氨酶升高，故应厚衣衾，注意保暖，减少外感邪气。再次，断妄想，即要立足现实，不要有一些不切实际的想法。中医认为肝藏魂，魂属阳，本易动越，尤其是乙肝肝硬化患者肝血、肝阴已伤，肝魂易动，妄想引动肝魂，肝魂不藏可表现为入睡困难、烦躁、多梦、焦虑等，故应注意调整心态，可以听一些舒缓、悠扬的音乐，学会放松。最后，禁忿怒，肝在五行中属木，具有升发之性，怒损伤肝脏升发之性，化火煎熬肝血，易动血生风，出现出血、神志不清等表现，故乙肝肝硬化患者当适当控制自己的愤怒，防生他变。

6.乙肝肝硬化患者应如何养肝阴？

乙肝病毒为嗜肝病毒，直入肝体，损伤肝脏形质，出现肝硬化，张景岳的《景岳全书》中说："故凡损在形质者，总曰阴虚。"故乙肝肝硬化患者存在肝脏阴虚。中医说秋冬是敛藏的季节，养阴之最佳时节，在秋冬季节养阴宜安静居室，避免过量运动导致大汗，注意调节情志，避免急躁，或按摩自己的三阴交（内踝尖上四横指，胫骨后缘，左右各 1 个）进行穴位保健，每次揉按 10 分钟，每天按 1～2 次，还可以饮用枸杞大枣茶，或在熬粥的时候加入麦冬、枸杞、山药，少食葱、蒜等辛辣食物。若患者有全身热伴汗出，或睡觉时出汗多、睡眠差、舌苔少等肝肾阴虚表现，可服用六味地黄丸，伴眼目干涩者，可服用杞菊地黄丸，一般 7 天为一疗程，一个疗程后症状无改善者，需就医咨询。

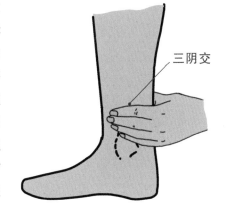

三阴交

7.肝硬化患者应如何进行中医调护？

患者平时应适当运动增强体质，使机体足以抵抗邪气入侵；要注重保护胃气，避免饮酒、食用生冷寒凉伤胃之品，宜进清淡、低盐、富于营养且易于消化的食物，要舒缓情志，保持心情舒畅，身心愉悦，避免抑郁忿怒，免受精神刺激或忧思抑郁损伤肝脾，致肝气郁结、脾失健运。此外，患者在起居上，要做到起居有常，不妄劳作，顺应四时，以养身心。

（孙鲁艳　崔日红　任玉莲）

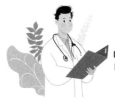

常见细菌感染性疾病

细菌感染是仅次于心血管疾病的第二大死因,给全球公共卫生带来严峻的挑战。细菌有成千上万种,有有益菌,也有有害菌。那么细菌引起的感染有哪些呢?细菌性病原体又有哪些呢?目前,常见的细菌感染性疾病有鼠疫、霍乱、流行性脑脊髓膜炎、细菌性痢疾、百日咳、猩红热、伤寒和副伤寒、白喉等。让我们一起走进细菌感染性疾病,了解并防范这些常见细菌的感染。

让人闻风丧胆的"黑死病"——鼠疫

东死鼠,西死鼠,人见死鼠如见虎;鼠死不几日,人死如圻堵。昼死人,莫问数,日色惨淡愁云护。三人行未十步多,忽死两人横截路。

——师道南《鼠死行》

这是我国清代诗人师道南在他的诗集《天愚集》中收录的《鼠死行》一文中记录的当时鼠疫流行的残酷状况。历史上鼠疫的三次世界大流行,造成了数以亿计的死亡,间接推动了人类社会的发展和朝代的更替,同时也推动了传染病防治方法的发展。

1.什么是鼠疫?

鼠疫又称"黑死病",比大家熟知的 SARS 和新冠病毒传染性都要强,一旦发生和流行,极易形成重大或特别重大突发公共卫生事件。鼠疫是由鼠疫耶尔森菌(鼠疫杆菌)引起的一种自然疫源性传染病,通常在啮齿动物中流行,是国际检疫传染病,也是我国《中华人民共和国传染病防治法》规定的甲类传染病,居 39 种法定传染病之首。鼠疫起病急、病程短、死亡率高、传染性强、传播迅速,尤其是败血症鼠疫和肺鼠疫,如果不加治疗,病死率为 30%～100%。鼠疫潜伏期较短,一般为 1～6 天,个别病例可达 8～9 天。

2.鼠疫有哪几种类型？

鼠疫可分为腺鼠疫、肺鼠疫、败血症型鼠疫、皮肤型鼠疫、眼鼠疫、肠鼠疫、脑膜炎型鼠疫、扁桃体鼠疫、轻型鼠疫。腺鼠疫在临床上最常见，其次是肺鼠疫和败血症型鼠疫，这三型鼠疫在鼠疫流行病学上有重大意义。

3.感染鼠疫后会有哪些临床表现？

患者典型症状有突然发热、寒战、头痛和身体疼痛、虚弱、恶心和呕吐。各型鼠疫患者如果不及时治疗均会引起死亡，尤其是肺鼠疫和败血症型鼠疫，病死率几乎为100%，而且患者会在几天内死亡。

（1）腺鼠疫：它是最常见的鼠疫类型，治愈率高，主要症状是淋巴结肿痛，表现为发热、腹股沟区淋巴结肿大，或者腋下、颈部等淋巴结肿大。

（2）肺鼠疫：其起病急、进展快、病情重，包括原发性肺鼠疫和继发性肺鼠疫。患者表现为高热、咳嗽、胸闷、呼吸困难、咳粉红色泡沫状痰。

（3）败血症型：患者发生败血症时可有恶寒、高热、剧烈头痛、神志不清、谵妄或昏迷等中枢神经系统症状，也可有皮肤黏膜出血、鼻出血、便血、血尿等表现，病死率几乎达到100%。

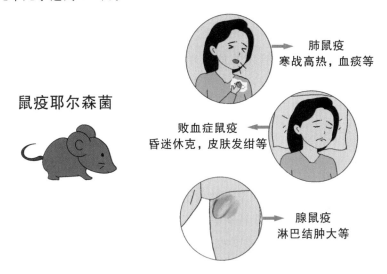

鼠疫类型和临床表现

4.鼠疫的传染源有哪些?

(1)各种啮齿类动物,包括黄鼠、旱獭、沙土鼠、褐家鼠、黄胸鼠;各类疫源地内的食肉动物,包括狗、狐狸、狼及猞猁等。

(2)鼠疫患者,特别是肺鼠疫患者。

5.鼠疫是如何传播的?

鼠疫可以经跳蚤叮咬、直接接触和呼吸道飞沫传播。

(1)跳蚤叮咬:传播方式为鼠—蚤—人,是鼠疫的主要传播方式。

(2)直接接触:人们在捕猎、宰杀、处理感染鼠疫的动物时,鼠疫菌可通过人们皮肤上的伤口(包括非常细小的伤口)进入人体,致人感染;或者直接接触患者的痰液、脓液、血液,以及经由皮肤或黏膜的伤口而感染人体。

(3)呼吸道飞沫传播:传播方式为人—人,主要见于肺鼠疫。

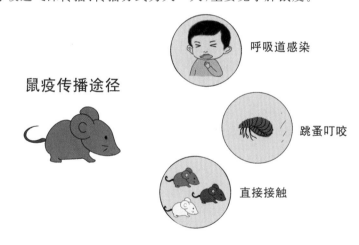

鼠疫传播途径

6.哪些人属于鼠疫的易感人群?

人类对鼠疫普遍易感,没有天然免疫力,疫区从事野外工作者,猎杀或剥食旱獭、野兔、狐狸者,以及牧民接触染疫动物者感染鼠疫的可能性高于一般人群。

7.如果怀疑自己感染了鼠疫该怎么办?

如果突然出现发热、寒战、淋巴结肿痛或呼吸困难、咳嗽和(或)血痰,应立即寻求医疗诊治(曾在鼠疫流行地区旅游的人应将出游史告知医务人员)。除非由医务人员进行诊断,否则应避免自行用药。

8.如何预防鼠疫?

(1)消灭传染源:对自然疫源地进行疫情监测,控制鼠间鼠疫;广泛开展灭鼠运动。

(2)切断传播途径:彻底灭蚤,对猫、狗、家畜等进行喷药,减少被叮咬的机会;对来自疫源地的船只、车辆、飞机等加强国境卫生检疫,实施灭鼠、灭蚤消毒,对乘客进行隔离留检;避免接触染病或死亡动物。

(3)加强个人防护:自鼠疫开始流行时,对疫区及其周围的居民、进入疫区的工作人员,均应进行预防接种疫苗,常用为 EV 无毒株干燥活菌苗,一般每年接种一次,必要时 6 个月后再接种一次;参与治疗或进入疫区的人员必须穿着防护服、戴口罩、帽子、手套、护目镜、穿胶鞋及隔离衣。

9.如何治疗鼠疫?

鼠疫是可以治疗的,患者如果能够早期就诊,并进行规范治疗,治愈率非常高。一般可以通过应用广谱抗生素治疗,首选链霉素,及时、足量、联合使用敏感的抗菌药物,可取得较好的疗效。接触者也可通过预防性服药而避免发病。怀疑感染鼠疫的患者应尽快到医院接受专业治疗,并主动向医生说明暴露史,以助于诊断。

(涂立锐　张景遥)

教你认识炭疽

1.炭疽是什么?

炭疽是一种叫炭疽芽孢杆菌的细菌引起的人畜共患性传染病,主要流行于牛、马、羊等草食动物中。炭疽芽孢杆菌在外环境中可以形成芽孢,食草动物一般因食入土壤、草料等中的芽孢而发病,通常会很快死亡。人主要通过接触病畜及其排泄物,或食用病畜的肉类而被感染。临床上主要为皮肤炭疽,其次为肺炭疽和肠炭疽,严重时可继发炭疽杆菌败血症和炭疽脑膜炎。我国人感染炭疽的情况多发于农牧民,地区集中在西部,但随着经济的发展和人员流动的增加,或受高温等异常气候因素的影响,在北京等一些地区也开始出现炭疽疫情。

2.人感染炭疽后会有什么症状?

皮肤炭疽病变较为常见,多见于手、上肢、颈和肩等裸露部位,初始症状为皮肤上出现不明原因的丘疹或红斑,类似蚊虫叮咬状丘疹,多数患者有发热症状。之后患者会出现水疱,且周围肿胀,继而中央坏死形成溃疡性黑色焦痂,疼痛不明显,稍有痒感,无脓肿形成,及时治疗病死率小于1%。也有少数严重病例不形

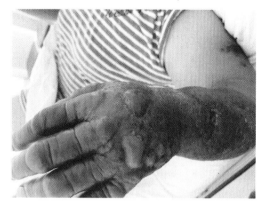

皮肤炭疽

成典型的黑色焦痂,表现为局部大片水肿和坏死,病情发展迅速、病死率高,应该警惕。

肠炭疽可表现为急性肠炎型或急腹症型。急性肠炎型发病时患者可出现恶心呕吐、腹痛、腹泻。急腹症型患者全身中毒症状严重,持续性呕吐及腹泻,排血水样便,腹胀、腹痛,常并发败血症和感染性休克。如不及时治疗,该病常可导致死亡。

肺炭疽初起为"流感样"症状,患者表现为低热、疲乏、全身不适、肌痛、咳嗽,通常持续48小时左右。此后,疾病会突然迅速进展,出现呼吸窘迫、气急喘鸣、咳嗽、发绀、咯血等。可迅速出现昏迷和死亡,死亡率可达90%以上。

3.炭疽会人传人吗?

炭疽患者的痰、粪便及病灶渗出物中均可检出细菌,但人与人之间的传播极少见。不过,在接触炭疽病例时,也需要注意做好个人防护,避免接触病例的呕吐物、体液、排泄物和皮肤渗出物。

4.为什么要高度重视炭疽?

一方面,炭疽属于乙类传染性疾病,是潜在致命性感染,严重者可导致死

亡。另一方面,吸入性炭疽及胃肠炭疽的暴发流行,均可并发败血症,病死率甚高。严重感染者有时发生炭疽性脑膜炎。其中,吸入性炭疽需要按照甲类传染病管理。

5.炭疽患者需要隔离吗?

需要！炭疽患者的排出物可造成环境污染,其他人接触被污染的环境可被感染。因此按照相关规定,炭疽患者应隔离治疗。皮肤炭疽病例应隔离至创口痊愈、痂皮脱落为止。其他类型病例应待症状消失,分泌物或排泄物培养呈阴性两次后出院。炭疽患者的接触者,在其没有发病之前没有传染力,因此不需要隔离。

需要注意的是,吸入性炭疽需要按照甲类传染病管理。治疗、护理肺炭疽患者的医务人员在接触患者时,应视为患者的密切接触者,在工作期间及结束工作后的 12 天内,与其他人员隔离;密切接触者需要隔离至接触后的 12 天。

炭疽隔离的原则为就地隔离,避免远距离运送患者。患者需要被隔离在独立的房屋中,并尽可能减少与其他人员的接触。

6.怎样预防炭疽?

预防炭疽最重要的原则就是不接触传染源。

从事屠宰和皮毛加工等职业人员应重视职业防护,在操作时佩戴口罩、手套,避免可能的病原菌经皮肤或吸入引起感染;发现疑似炭疽的病死畜时,及时报告农业部门,不要私自宰杀、处理。若发现自己或周围有人出现可疑炭疽的情况,应立即报告当地卫生院或疾病预防控制机构,并及时去医院检查,同时协助专业人员收回可疑的动物产品,以免引起传染源的扩散,造成更多的动物和人感染。

另外,大家应通过正规渠道购买经过检疫的牛羊肉制品,烹饪时要煮熟、煮透;不要食用来源不明的畜肉和下水,更不要去分食病死的畜肉。

7.炭疽能被治愈吗?

炭疽是可以通过抗生素进行有效治疗的,青霉素是首选药物。皮肤炭疽的治疗不难,除了使用抗生素外,只需要简单的创面处理措施。但一旦患者发展为炭疽晚期,特别是出现全身出血症状的时候,就很难救治了。因此,炭疽患者治疗的关键在于早发现、早诊断、早治疗,任何延误都可能导致严重后果。

8.炭疽有疫苗可以接种吗？

炭疽疫苗包括对人的预防接种和对动物的免疫接种。

目前，国内应用的人的炭疽疫苗主要是炭疽杆菌减毒活疫苗，但不建议进行大规模的群众性免疫接种，接种人群主要是炭疽的常发地区人群，皮毛加工与制革工人、畜牧员以及与牲畜密切接触者，接种频次为每半年或一年预防接种一次，按照说明书进行接种。因为炭疽杆菌可能成为潜在的生物武器，大部分部队的军人均需接种疫苗，为确保有效，疫苗应接种5针，并建议每年打一针加强针。

牲畜的感染是造成疫情暴发的主要原因，对牲畜的疫苗接种必须达到一定的接种数量才能实现保护力，一般认为接种头数需达到畜群总数的70%。只有阻止牲畜发病，才能保障人类的安全。

（涂立锐　张景遥）

可怕的白喉

1.什么是白喉？

在人类历史上，白喉屡次肆虐人间，夺取了无数人的生命。较为古老的记载不是很确切，但在古希腊医学家希波克拉底笔下就对该病有了明确记载。这种流行病最典型的特征是感染后多人死亡。1826年，法国医生皮埃尔·布雷顿诺（Pierre Bretonneau）才给这种传染病正式定下了名字——白喉，并且第一次清楚地描述了它的特征性症状，也就是白喉患者会在咽喉处出现灰白色假膜。

白喉是白喉杆菌引起的呼吸道传染病，是一种急性、可怕的传染病，患者表现为发热、咽痛、声音嘶哑、犬吠样咳嗽，咽、扁桃体及其周围组织出现白色假膜，病重者全身中毒症状严重，可并发心肌炎和周围神经麻痹等症状从而导致死亡。

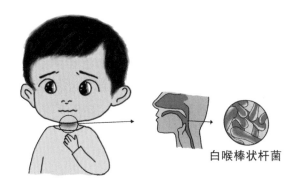

白喉主要侵犯患者咽喉部

2.白喉是怎样传染的?

白喉患者及带菌者从呼吸道向体外排菌,一般在咳嗽时咳出带菌飞沫。易感者吸入这些飞沫导致感染,也可以因为接触被污染的食物、玩具及物品间接被传染,偶尔也经接触破损的皮肤被传染。

易感人群　　　　传染源

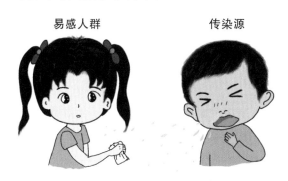

3.白喉分几种类型?

白喉可分为四种类型,发生率由高到低依次为咽白喉、喉白喉、鼻白喉和其他部位的白喉。成人和年长儿童以咽白喉居多,占发病人数的80%,其他类型的白喉多见于幼儿。

4.得了白喉会有什么表现?

(1)咽白喉

1)轻型:患者全身表现轻,一般为轻微发热、咽痛,扁桃体稍红肿,上有点状或小片状假膜。

2)普通型:患者有明显的全身表现,如乏力、纳差,轻至中度发热和咽痛,扁桃体中度红肿,上有乳白或灰白色大片假膜,不超出扁桃体。

3)重型:患者全身表现重,体温高、中毒症状重,有明显的咽部和扁桃体水肿、充血,假膜除扁桃体外,还波及腭弓、悬雍垂、咽后壁。

4)极重型:患者假膜范围更广泛,颈部因淋巴结肿大而大如"牛颈",常有高热或体温不升,会出现面色苍白、呼吸急促、呕吐、烦躁不安、脉搏细速、血压下降,或出现心脏扩大、心律失常、休克,若抢救不及时常致死亡。

(2)喉白喉

喉白喉占白喉的20%,多为咽白喉向下蔓延发展所致,少见原发性,患者主要表现为进行性加重的气道梗阻症状,如有声音嘶哑或失声、呼吸困难、犬吠样咳嗽、呼吸时有蝉鸣音。梗阻严重者吸气时有鼻翼扇动、三凹征,并伴有惊恐不安、大汗淋漓、发绀,甚或昏迷。如未及时作气管切开,常因窒息缺氧和呼吸衰竭而死。假膜也可向下蔓延,形成气管、支气管白喉。此时,患者呼吸困难更加严重,假膜脱落可致窒息而死亡;假膜如被吸出或咳出后,呼吸困难可立即减轻或缓解。

(3)鼻白喉

鼻白喉多见于婴幼儿,常为继发性鼻白喉,由咽、喉白喉扩展而来。单纯性鼻白喉很少见,患者主要表现为鼻塞、流黏稠的浆液血性鼻涕,鼻孔周围皮肤发红、糜烂、结痂,经久不愈,鼻前庭可见假膜,出现张口呼吸等表现,中毒症状较轻。继发性鼻白喉除上述表现外,中毒症状较重。

(4)其他部位白喉

皮肤白喉见于热带地区,表现为经久不愈的慢性溃疡,表面附有灰色膜状渗出物,病灶多在四肢,无中毒症状。其他部位如眼结膜、耳、口腔前部、女孩外阴部、新生儿脐带、食管和胃等,也可发生白喉,但极少见,患者表现为局部假膜,中毒症状轻。

5.白喉到底有多可怕?

白喉曾是全球儿童死亡的主要原因之一,应用抗毒素和抗生素治疗后,病死率虽已降至5%以下,但仍严重危害儿童健康。该病在未接种疫苗的人群中死亡率为5%~17%,有的地方死亡率高达50%。历史上有很多名人也是死于白喉,例如1878年,英国维多利亚女王的女儿爱丽丝公主就因为患白喉而殒命;美国前总统格罗弗·克利夫兰的大女儿露丝·克利夫兰也因白喉离世,这位可怜的姑娘去世的时候只有 12 岁。而白喉的死亡率也并没有因为人们对它的认识增加而有所改善,19 世纪 80 年代,欧洲和美国发生了白喉大流行,那时候,有的地方白喉的病死率高达 50%。20 世纪初的美国,每年有 13000～15000 人患白喉去世,而当时美国的总人口是 1 亿多。同样为 20 世纪初,白喉在上海流行,来势很凶,感染者成百上千,也有不少死亡病例。

6.如何治疗白喉?

患病后要及早就医,早诊断、早治疗是关键。患病后应卧床休息和减少活动,一般不少于 3 周,并注意口腔和鼻部卫生。早期使用抗毒素和抗生素治疗是治疗成功的关键,应用抗毒素治疗可以中和游离的毒素,但不能中和已结合的毒素,在病程初期 3 日应用者效果较好。抗生素治疗常选用青霉素,用至症状消失和白喉杆菌培养转阴为止,一般需要 7～10 天,同时要针对各种并发症进行救治。

7.如何预防白喉?

对白喉患者和带菌者进行隔离和治疗,消除传染源。新生儿可从母体获得免疫力,但婴儿的抗体从 3 个月开始明显下降。所以,婴儿可在 3 月龄时开始接种百白破疫苗,在 3、4、5、18 月龄及 6 岁接种,可有效预防百日咳、白喉和破伤风。由于我国白喉疫苗接种的开展,现在白喉已经几乎绝迹。

(张景遥　郭悦)

旷日持久的剧烈咳嗽——百日咳

1.什么是百日咳?

百日咳是由百日咳杆菌引起的一种具有高度传染性的急性呼吸道疾病,其典型的临床症状为阵发性痉挛性咳嗽伴吸气鸡鸣样回声,病程可迁延数月,常引起流行,是我国法律规定的乙类传染病之一。近年在世界范围内,百日咳流行有上升趋势,即出现了"百日咳再现"情况。

百日咳因病程较长,不经治疗,咳嗽症状可持续 2～3 个月而得名。百日咳可感染任何年龄的人，但婴幼儿更为敏感，密切接触者可有80%的发病率。据世界卫生组织估计，全世界每年大约有6000万百日咳病例，其中50万～100万死亡，严重威胁着儿童的生命健康。

2.百日咳有哪些传播途径?

百日咳主要通过呼吸道飞沫传播，传染源为百日咳患者、隐性感染者和带菌者，从该病潜伏期至发病后6周内有传染性。易感人群常在吸入含有细菌的气溶胶后感染，家庭内传播较为常见。

人群对百日咳普遍易感，但婴幼儿更为敏感，尤其是未接种或未完成全程百白破疫苗接种的婴幼儿是感染的高发人群。不过，近年来成人百日咳的发病率明显升高。

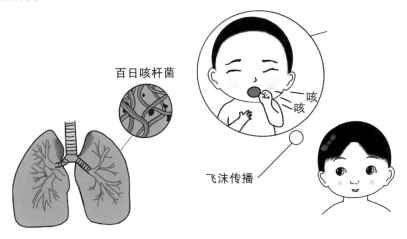

3.为什么百日咳容易在冬季发生?

百日咳易在冬季发生的原因可能有以下几个方面：

一方面，百日咳一般通过空气飞沫传播，在冬季，人们往往待在密闭的室内，这使得空气传播更加容易。

另一方面，冬季天气寒冷，人体容易受寒冷的刺激，并影响免疫系统的正常功能，所以更容易受到百日咳细菌的感染。

4.怎样确定孩子得了百日咳?

百日咳最主要的症状就是咳嗽，但并不是所有的咳嗽都是百日咳。

百日咳最典型的临床症状为阵发性、痉挛性咳嗽，部分人咳嗽终止时伴有鸡鸣样吸气吼声。百日咳的咳嗽一般是逐渐加重的,初期为单声咳,后逐渐加重为阵发性、痉挛性咳嗽。痉咳时患儿可出现表情痛苦、面红耳赤、颈静脉怒张、大小便失禁,甚至颜面水肿、球结膜下出血或鼻出血、舌系带溃疡等症状。

细菌分离培养阳性是诊断百日咳的"金标准",但阳性率低。百日咳杆菌核酸检测是诊断百日咳非常敏感的方法。血清特异性抗体检测方法不适用于婴幼儿。所以,若孩子出现逐渐加重的长期咳嗽,应尽快就医,并进一步检测百日咳杆菌核酸。

5.百日咳真的会咳嗽 100 天吗?

典型的百日咳病程有卡他期、痉咳期及恢复期三期:

卡他期一般持续 7～10 天,患者可以有低热、咳嗽、流涕等类似感冒的症状,此期咳嗽多为单声咳,热退后咳嗽加重。

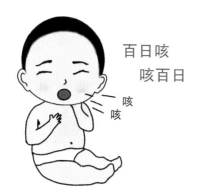

百日咳
咳百日

咳
咳

痉咳期可持续 2～6 周或更长,患者会出现特征性的阵发性、痉挛性咳嗽,咳嗽有昼轻夜重的特点。婴幼儿痉咳期可因黏稠分泌物引起窒息,甚至导致脑缺氧而进一步引起抽搐,或因窒息引起死亡。

恢复期持续 2～3 周,患者阵发性痉咳此时逐渐减少至消失。

所以未经治疗的百日咳,患者的咳嗽症状是会持续大约 100 天的。

6.百日咳有哪些严重的并发症?

肺炎是百日咳最常见的并发症,与其他肺炎比较,百日咳肺炎患者较少有发热和肺部阳性体征,易被误诊。另外,百日咳的患者还易出现肺不张、肺气肿、皮下气肿和百日咳脑病等并发症。其中,百日咳脑病是最严重的并发症,也是百日咳常见的死亡原因。

7.如何预防百日咳?

实施百日咳疫苗接种是预防、消除百日咳的主要手段和有效措施。全程计划免疫程序为婴儿出生后 3、4、5 月龄时分别注射百白破三联疫苗(DPT)的第 1、2、3 针,18～24 月龄时加强 1 次。菌苗接种后有效免疫期为 4～5 年,若曾注射过菌苗的 7 岁以下儿童密切接触过百日咳患者,可以加强注射一次菌苗。另外,在百日咳流行季节,应避免聚集,保持室内通风,对痰液及口鼻分泌物进行消毒处理。

8.怎样护理百日咳患儿?

(1)按呼吸道传染病隔离,保持室内安静、空气流通、温度和湿度适宜,6 月龄以下的婴儿常突然发生窒息,应有专人守护。

(2)患儿应于非咳嗽时进食,家长不要强制喂奶和喂食,避免发生呛奶和误吸。

(3)百日咳痰黏稠不易咳出,家长应积极为患儿补充液体以稀释痰液,并注意叩背排痰,或雾化吸入等促进痰液排出。

(4)病程中应注意休息,痉咳期应保持情绪平稳。

9.百日咳患儿为什么要顾护脾胃?

中医认为幼儿生理特点为心肝有余,肺脾肾不足,而痉挛性咳嗽属肝风内动,肝风、肝火犯肺,肺气上逆导致,《伤寒杂病论》中提到"见肝之病,知肝传脾",肝病则脾病,故脾气虚弱是百日咳患儿的共同特点。而且,现在生活优渥,小孩多喜食肉、鱼,鱼生痰、肉生火,致脾胃积热,表现为舌苔厚腻,易招致外感,中医有句话叫"内里无伏热,不易受外感",说的就是这个道理,所以百日咳患儿常易合并其他呼吸道感染而出现发热、咳嗽加重等,故宜清淡饮食。另外,百日咳患儿治疗常需要应用阿奇霉素、红霉素等抗生素,腹泻是最常见的不良反应,中医认为抗生素性偏凉,易损伤脾胃,这时可用小儿桂脐贴外敷肚脐(神阙穴),或服用双歧活菌调节肠道菌群,少用蒙脱石散等止泻药物。

中医认为脾为肺之母,顾护脾胃,脾气旺可以助肺气,促进咳嗽向愈。故百日咳患儿要时刻注意顾护脾胃,这样疾病才能更快被治愈。

(邱玲　孙鲁艳)

猩红热

1.什么是猩红热？

猩红热是由 A 组 β 型链球菌引起的急性呼吸道传染病，被列为我国乙类法定传染病。其临床特征为发热、咽峡炎、全身弥漫性鲜红色皮疹和疹后明显脱屑。少数患者病后可出现变态反应性心、肾、关节的损害。

中医称猩红热为"烂喉痧""疫喉痧""烂喉丹痧"等，已经在中国流行了二百余年。在 20 世纪前半叶，猩红热以其病情危重、致死率高而成为当时一种可怕的传染病；随着二战后广泛应用抗生素，猩红热的传播和死亡情况得到有效控制。但近年来，多国报道猩红热出现病例数增加以及发病率上升的情况。我国猩红热疫情也有抬头之势，多地报道过猩红热暴发的公共卫生事件，再次威胁人们的健康。

2.猩红热是怎样传播的？

猩红热的传染源为患者和带菌者，其中该菌引起的咽峡炎患者，排菌量大且不易被重视，是重要的传染源。猩红热主要经空气飞沫传播，也可经皮肤创伤处或产妇产道引起传播。

猩红热可发生于任何年龄，但以儿童最为多见，感染后可产生抗体。不过，红疹毒素共有 5 种血清型，且相互之间无交叉免疫，如果感染另一种红疹毒素的 A 组链球菌仍可再次发病。

3.猩红热为什么好发于冬春季？

这可能与冬季人们聚集在室内，有更多的密切接触和人际传播的机会有关。而且冬季天气寒冷，人们的免疫系统可能会受到影响，使其更容易受到细菌感染。此外，冬季是呼吸道疾病发生高峰期，低温和干燥的气候可能会导致喉咙和鼻腔黏膜干燥、发炎，使细菌更容易侵入。

4.出现哪些症状要警惕猩红热？

猩红热以发热、咽峡炎和皮疹为主要临床表现。皮疹为猩红热最重要的症状之一，100% 的患者有皮疹，多在第二病日出现，始于耳后、颈底及上胸部，24

小时内遍及全身。典型皮疹为在全身皮肤充血发红的基础上散布着帽针头大小,密集而均匀的点状充血性红疹,压之褪色,严重者可见出血性皮疹。患者皮肤常有瘙痒感,可以有"帕氏线""口周苍白圈""草莓舌""杨梅舌"等体征。皮疹多于48小时后达到高峰,然后依出疹先后的顺序消退,2～4天可完全消失。皮疹消退后按出疹顺序开始脱皮,轻者为糠屑样,重者可成片状,四肢特别是手掌、脚底常为大片状,有时甚至呈手套、袜套状。

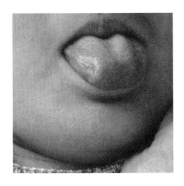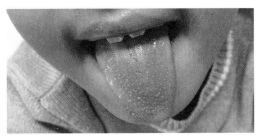

草莓舌和杨梅舌

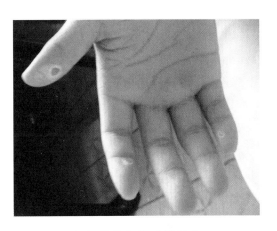

猩红热恢复期手掌脱皮

5.怎样预防猩红热?

目前还没有针对猩红热的主动免疫。所以控制传染源、阻断传播途径是该病最有效的预防措施。流行期间儿童应避免到公共场所,住房应注意通风。对可疑猩红热、咽峡炎患者及带菌者,都应给予隔离治疗。隔离患儿至咽拭子培养连续三次阴性,且无化脓性并发症出现,可解除隔离(自治疗日起不少于7

天），咽拭子培养持续阳性者应延长隔离期。对体弱及免疫功能低下的密切接触者，应服复方新诺明或注射青霉素预防。带菌者应接受 10 天青霉素治疗。

猩红热预防口诀如下：发热咽痛红皮疹，早治早好少出门，飞沫传播不可怕，洗手锻炼多通风。

6.怎样护理猩红热宝宝？

患儿宜食高热量、高蛋白质的流食，如牛奶、豆浆、蛋花汤、鸡蛋羹等优质蛋白含量高的食物，还应多给藕粉、莲子粥等补充热量。

（邱玲　孙鲁艳　程永香）

流脑

1.什么是流脑？

流脑全称叫流行性脑脊髓膜炎，是一种由脑膜炎球菌引起的、人群普遍易感的传染病，在世界各地均有散发及流行，主要见于温热带地区，甚至在我国都有过 5 次大流行，直到流脑疫苗的普及，才未再发生大规模暴发。但近些年，该病患者数开始呈现上升趋势。虽然随着医疗水平的提高，流脑的死亡率较前明显下降，但致残率有所升高。

流脑常见于 5 岁以下儿童，主要为 6 月龄至 2 岁婴幼儿，随着医疗水平的提高，多数患者及时接受抗菌治疗后可以治愈，并发症及后遗症已极少见。但极少部分病情严重的患者，可留有瘫痪、精神障碍等后遗症。所以，流脑对人体的伤害还是非常大的。

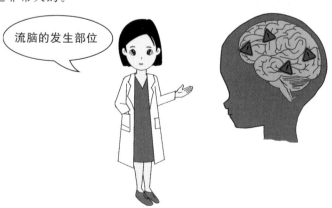

流脑的发生部位

2.流脑是如何传播的?

流脑是一种常见传染病,人类是脑膜炎球菌唯一的天然宿主,也是唯一的传染源。据统计,流行期间人群的带菌率可高达50%。病原菌通常存在于带菌者或者患者的鼻咽部,多数情况下借助飞沫由空气传播,通过打喷嚏、咳嗽、讲话等传染给密切接触者,极少数可通过接触传播,如拥抱、接吻等。

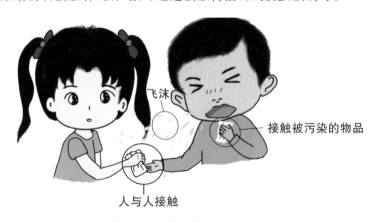

飞沫

接触被污染的物品

人与人接触

流行性脑脊髓膜炎传播途径

3.流脑为什么多发生在冬春季?

除之前提到的冬春季节人员容易在室内聚集,以及免疫力会受到低温、寒冷影响而变弱外,有些病毒,如肠道病毒和呼吸道合胞病毒,在冬季流行较为广泛,而这些病毒也是引起脑膜炎的常见病原体。冬季低温、干燥的气候可使人的呼吸道黏膜变得干燥,病毒更容易潜伏和传播。

4.流脑患者有哪些临床表现?

流脑可分为普通型和暴发型,在发病不同时期表现不一。普通型患者在病初症状类似于感冒,如打喷嚏、咽痛等,但很快就会进入败血症期、脑膜炎期,典型的表现为高热、寒战、剧烈头痛、呕吐、意识障碍、颈项强直、皮肤瘀点和瘀斑等,这个过程可持续1周左右,经过治疗后可进入恢复期。最为严重的是暴发型,少数患者起病急、病情重、进展快,严重者可在24小时内危及生命。

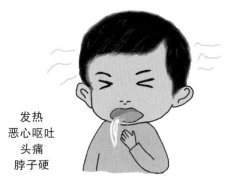

发热
恶心呕吐
头痛
脖子硬

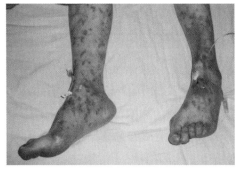

暴发性流脑的下肢瘀斑

5.怎样判断是否得了流脑？

患者首先可以观察自己有无流脑的症状,临床表现为发热、头疼、呕吐、皮肤黏膜的瘀点瘀斑以及颈强直等脑膜刺激征。然后一般通过血常规、脑脊液检查等其他检查来帮助诊断是否有流脑的发生。血常规可表现为白细胞数量显著升高,分类以中性粒细胞为主。脑脊液检查有助于疾病早期诊断及确诊病原菌。

6.怎样预防流脑？

疫苗的普及对疾病预防显得尤为重要。根据我国现有疫苗情况,推荐 A 群流脑多糖疫苗与 A＋C 群流脑多糖疫苗,使用原则如下:

(1)A 群流脑多糖疫苗:起始接种时间为出生后 6～18 个月,接种 2 针,第二针与第一针接种间隔时间不得少于 3 个月;3 岁时接种第三针,与第二针接种间隔时间不得少于 1 年。

(2)A＋C 群流脑多糖疫苗:接种对象为 2 岁以上的人群,已接种过 1 针 A 群流脑多糖疫苗,接种 A＋C 群流脑多糖疫苗与接种 A 群流脑多糖疫苗的时间间隔不得少于 3 个月;已接种 2 次或 2 次以上 A 群流脑多糖疫苗,接种 A＋C 群流脑多糖疫苗与接种 A 群流脑多糖疫苗最后 1 针的时间间隔不得少于 1 年。

按以上原则接种 A＋C 群流脑多糖疫苗,三年内避免重复接种。特殊情况下,当发生流脑流行时,省级卫生行政部门可以依据相关规定,并根据流脑病例实验室诊断、人群免疫监测和菌群监测等结果,决定使用疫苗的种类并尽快组织对病例周围高危人群开展应急接种工作。

另外,A 群流脑多糖疫苗接种对象为 6 月龄至 15 岁儿童,或根据当地发病情况扩大接种年龄范围；A＋C 群流脑多糖疫苗接种对象为 2 周岁以上儿童、中小学生及其他高危人群，在流行区可对 2 岁以下儿童接种。

（樊伟东　刘莉）

疾病界的双胞胎——伤寒、副伤寒

1.什么是伤寒、副伤寒？

伤寒、副伤寒是一种古老的传染病，是由伤寒杆菌和副伤寒杆菌引起的急性肠道传染病，经粪—口途径传播，世界各地均有发病，但多集中在经济落后的国家及地区。其在我国被列为乙类传染病，整体呈现低发病率，常年散发，以夏秋季最多，可因水源和食物被污染发生流行，发病以儿童、青壮年居多，自然病程一般 1 个月左右，一般情

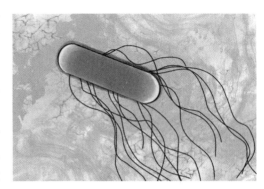

伤寒杆菌模式图

况下经正规抗感染治疗后大多数患者都能痊愈。

2.伤寒的特点是什么？

（1）高热：在发热早期体温呈阶梯样上升，最后可以达到 39～40 ℃，之后呈持续性稽留高热。

（2）脉搏较缓：发热的患者通常体温升高 1℃，脉搏每分钟也随之增加约 10 次，但是伤寒发热时，脉搏比较缓慢。

（3）表情淡漠：发热时患者可以出现呆滞、反应迟钝、听力下降、耳鸣，严重者还会出现谵妄、昏迷。

（4）出现玫瑰皮疹：在发病 7～14 天出现淡红色的小斑丘疹（2～4 毫米），多在 10 个以下，主要位于胸腹部，2～4 天内逐渐消失。

（5）消化系统症状：患者会出现明显肿大的肝脾、右下腹疼痛，便秘比较多，腹泻比较少。

3.为什么伤寒容易发生在夏秋季？

夏季气温高、湿度大,这种温暖潮湿的环境条件有利于伤寒沙门氏菌的繁殖和传播。此外,夏季人们经常食用生冷食物,如不注意卫生习惯,也容易导致细菌感染。

4.中医"伤寒"与西医"伤寒"一样吗？

不一样。中医的伤寒分为广义伤寒和狭义伤寒。广义伤寒是一切外感病的总称,《难经》中提到"伤寒有五,有中风,有伤寒,有湿温,有热病,有温病,其所苦各不同";狭义伤寒是感受寒邪而发的外感疾病,是特指广义伤寒中的伤寒,也是《伤寒论》中的伤寒。而西医所说的伤寒为感受伤寒沙门杆菌而导致的一种急性肠道传染病,与中医所说的狭义伤寒,名同实异,而与温病中的湿温较为相似,可归属于广义伤寒。

5.伤寒与副伤寒都有哪些临床表现？

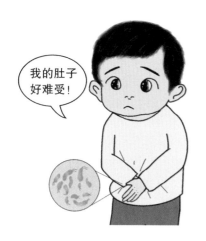

我的肚子好难受!

伤寒、副伤寒典型自然病程可以分为 4 期,初期相当于病程第 1 周,起病大多缓慢,患者主要表现为发热、周身不适、乏力、食欲减退等;极期是病程的第 2～3 周,患者症状最重,发热的同时伴有典型的胃肠道表现,如腹胀、腹部不适或隐痛,以右下腹为主,严重者可出现神经精神系统症状如虚弱、精神恍惚、反应迟钝等,这一期可触及肿大的肝脏及脾脏,部分患者出现玫瑰疹;缓解期是病程的第 3～4 周,患者体温开始下降,食欲逐步恢复,腹部不适症状改善,不过需警惕肠出血、肠穿孔等严重并发症的发生;病程第 5 周进入疾病的恢复期,患者体温恢复正常,症状逐渐消失至完全康复。

6.副伤寒是伤寒的"减配版"吗？

并不是。副伤寒是由副伤寒杆菌引起的急性肠道传染病,与伤寒感染的病原体不同,并不是一种病,但是两者同属于细菌引起的肠道传染病,主要经口途径传播,临床表现相似,治疗手段大致相同,因此被称为疾病界的双胞胎。副伤寒根据副伤寒杆菌类型不同分为 3 种,分别是副伤寒甲、副伤寒乙、副伤寒丙。其中,副伤寒甲分布局限,副伤寒乙呈全球性分布。不同类型副伤寒杆菌引起的副伤寒症状有所不同,副伤寒甲和副伤寒乙的症状、病情与伤寒类似,肠道病变表浅、范围广泛、可波及结肠,但相对于伤寒病情轻、病程较短,肠出血、肠穿孔少见,病死率低;副伤寒丙临床表现复杂,病情相对较重,可分为副伤寒型、急性胃肠炎型、脓毒血症型、临床上以脓毒血症型多见。

7.如何治疗伤寒、副伤寒?

伤寒和副伤寒的治疗主要包括抗生素药物治疗和支持性治疗。对于伤寒,常用的抗生素有氯霉素、阿奇霉素、头孢菌素等。副伤寒一般使用氟喹诺酮类、β-内酰胺类抗生素等。这些药物可以抑制沙门菌的生长,帮助患者恢复健康。支持性治疗包括饮食护理、补充足够的水分和电解质、适当休息等。

总之,伤寒和副伤寒的患者需要早期诊断和及时治疗。怀疑感染伤寒或副伤寒时,需及时就医,按医生的指导进行药物治疗和支持性治疗,同时注意个人卫生和饮食调理,以提高治愈率和减少并发症的发生。

8.如何预防伤寒、副伤寒?

伤寒、副伤寒具有较强的传染性,若发病后未及时隔离管控,可能会造成人际间的传播,引起一定范围内的流行。另外,如果患者未及时就医或正规诊治,可能会因严重腹泻导致机体营养吸收障碍出现营养不良,或是多器官功能损伤,或是出现肠出血、肠穿孔等严重并发症。因此,大家要养成良好的卫生习惯,确保个人手卫生及饮食卫生。另外,对于疫情暴发地区的重点人群可以进行疫苗的预防接种。

(李玲　孙鲁艳)

感染性腹泻

1.什么是感染性腹泻?

日常生活中引起拉肚子的原因有很多,如受凉、生冷饮食、各种病原体感染、胃肠道功能紊乱、过敏等,但是由于各种病原体肠道感染引起的腹泻,也就是感染性腹泻,往往症状重,持续时间长,对机体造成的损害大,所以要引起大家的足够重视。目前,感染性腹泻是全球重要公共卫生问题之一,也是造成 5 岁以下儿童死亡的重要原因,在我国属于丙类传染病,具有流行范围广、发病率高的特点。

2.感染性腹泻的临床表现有哪些?

腹泻是其最主要的临床表现,另外患者还可以伴有发热、腹痛、恶心、呕吐等症状;病情严重者会因丢失大量水和电解质引起脱水、电解质紊乱,甚至休克。

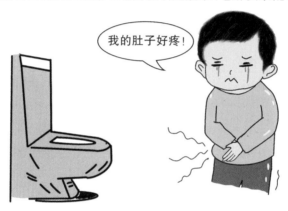

3.为什么感染性腹泻多发于夏季?

感染性腹泻可以在任何季节发生,但在夏季发生感染性腹泻的风险可能会增加。在夏季,高温和湿度可以促进细菌和病毒在食物和水中繁殖,增加食物和饮水感染的风险。另外,在夏季人们进食生冷食物增多,容易发生感染。

4.如何判断是否得了感染性腹泻?

非感染性的腹泻往往与进食有关,常伴发消化不良表现,无发热,偶有呕吐,大便检查往往正常。

感染性腹泻多为细菌、病毒等感染性因素所致,通常伴发热,且多有呕吐的表现。患者发热、呕吐后,第一次排便未必是腹泻,但紧接着就会出现腹泻。细菌感染导致的腹泻往往为脓血便,伴有黏液,每次排便量并不多;病毒感染异常为稀水样大便,量很多,容易出现脱水。

5.不吃饭是不是可以缓解感染性腹泻?

只要病原体持续存在,不进食腹泻症状也会持续,而且不吃东西有可能会加重病情或导致并发症的出现,因此一般鼓励患者进食。患者可以选择易消化的食物,同时要注意补充水分及电解质预防脱水,如可选择米汤加菜汤、糖盐水或口服补液盐等,少食多餐,如症状持续无改善,建议及时就医。

6.感染性腹泻需要吃消炎药吗?

感染性腹泻包括两大类,如果是细菌、真菌、寄生虫引起的感染性腹泻,需要应用抗菌药物;但如果是病毒类感染,如诺如病毒、轮状病毒等引起的腹泻,往往以对症治疗为主,一般无需抗病毒,也不需要抗菌药物。

7.日常生活中如何预防感染性腹泻?

(1)改变不良生活习惯,不喝生水,不吃生的食物或半生的食品。

(2)一定不要吃变质或腐烂的食物,吃水果和蔬菜时要清洗干净。

(3)要注意手卫生及消毒,饭前便后要洗手。

(4)感染性腹泻流行季节,尽量避免去人口密集的公共场所,居住场所注意通风。

(5)接种疫苗,感染性腹泻中部分疾病如轮状病毒导致的腹泻,是可以通过接种疫苗进行预防的。

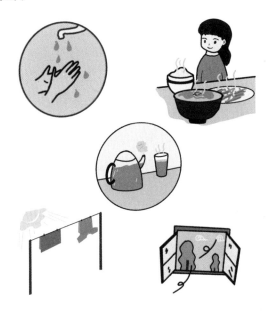

(李玲　吕卉)

曾被称为"02 号病"的霍乱

1.什么是霍乱?

霍乱作为一种致命性极强的疾病,严重威胁全球健康。据估计在世界范围内,霍乱每年导致 130 万~400 万例病例,以及 2.1 万~14.3 万例死亡。霍乱的传播主要发生在不发达地区,与不能充分获得清洁水和环卫设施密切相关。2018 年 5 月,第 71 届世界卫生大会通过了一项关于促进霍乱控制并批准《消除霍乱:2030 年全球路线图》的决议,旨在到 2030 年时将霍乱死亡减少 90%,并在 20 个国家消除霍乱。

霍乱是由霍乱弧菌引起的烈性的肠道传染性疾病,其发病急、传播快,如果得不到及时治疗病死率极高。霍乱在我国被列为甲类传染病,为传染病"顶级杀手"之一。其症状主要表现为剧烈腹泻、呕吐,引起身体严重脱水、电解质缺乏,严重者会出现休克、急性肾衰竭等危重情况导致死亡。

2.霍乱是怎样传播的?

霍乱是典型的粪—口传播传染病。霍乱弧菌可经水、食物、生活接触等途径传播,其中经水传播是最重要的途径。因水源极易被患者的泻吐物所污染,且霍乱弧菌在水中存活的时间较长,易感者既可因直接饮用污染的生水而感染,也可通过水对食物、餐具的污染而感染,所以经水传播的霍乱常呈暴发流行。不过大家也不必恐慌,虽然霍乱的传染性极强,但霍乱弧菌对干燥、热、酸和一般消毒剂均敏感。我国目前供水系统中的含氯消毒剂可以杀死霍乱弧菌,且生活中把水煮开后饮用,也可以预防霍乱的发生。

3.在生活中怎样识别是不是得了霍乱?

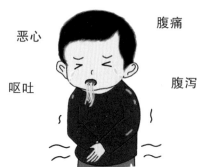

如果出现拉肚子的症状,怎样能及早识别是不是得了霍乱呢?其实很简单,霍乱患者腹泻次数较多、呕吐剧烈,多有米泔水样便或呕吐物。所以,如果出现了严重吐泻症状,要及时到医院行粪便测定、粪便培养、粪便常规等,以便尽早明确病因。

4.如何治疗霍乱?

霍乱的治疗原则包括严格隔离、补液、抗菌和对症治疗。

（1）隔离：按甲类传染病的消化道隔离措施，一直隔离到患者的症状消失，粪便连续三次行霍乱弧菌培养都是阴性才可解除隔离。

（2）补液：其是主要的治疗措施，轻症患者多选择口服补液盐，中、重度的患者则需要静脉补液，可以补充林格氏液、氯化钠、葡萄糖等，症状改善后再改成口服补液。

（3）抗菌治疗：可根据药敏试验的结果来选择敏感抗生素，如果没有做药敏试验，也可以选择左氧氟沙星、多西环素或磺胺类药物，这些药物可以使患者粪便中的霍乱弧菌减少，从而减轻患者的症状，缩短病程。

（4）对症治疗：其主要是纠正酸中毒、低钾血症、休克以及心衰等。

5.霍乱疫苗的保护性好吗?

世界卫生组织认为，在霍乱流行区和暴发霍乱地区，霍乱疫苗可发挥短期保护效果。我国的霍乱疫苗是在 2000 年 6 月获得新药证书，2004 年上市的。该疫苗上市以来，在预防霍乱及产毒性大肠杆菌等所致的细菌性腹泻中发挥了良好的作用。

6.哪一类人群易患霍乱?

以下人群均为易患霍乱的人群：①近期进食过被污染的食物或贝类食物者；②曾住卫生条件差的避难场所者；③曾至霍乱流行国家旅游者；或近期曾至洪水暴发过的地区者；④家庭成员中有霍乱感染者，有霍乱患者密切接触史者；⑤营养不良者；⑥有胃酸分泌减少病史者；⑦HIV 感染者。

（杨传龙　吕卉）

布鲁氏菌病

1.什么是布鲁氏菌病?

布鲁氏菌病，简称"布病"，又称"地中海弛张热""马耳他热""波状热"，是布鲁氏菌引起的人畜共患的传染性疾病,在我国被列为乙类传染病。该病的临床特点为长期发热、多汗、关节炎、睾丸炎、肝脾肿大,易复发、易变为慢性。其中,该病发热多为不规则热,15％～20％出现典型波状热,其发热 2～3 周后,继以 3 天至 2 周无热期后,发热再起,如此循环起伏而呈波状。其在世界上广泛流行,是全球,特别是发展中国家面临的公共卫生问题,经过数十年的努力,至今世界上已有 14 个国家和地区宣布消灭该病,但仍有 170 多个国家和地区存在人畜发病,给畜牧业和人类健康带来严重危害。

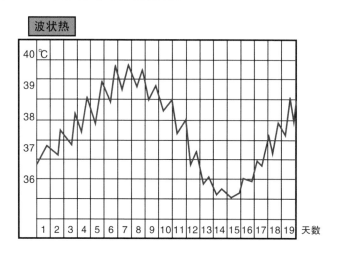

布鲁氏菌病发热特点

2.哪些因素可引起布鲁氏菌病?

布鲁氏菌病是自然疫源性疾病,羊、牛、猪是最为常见的传染源,其中羊为最主要的传染源。人可通过直接或间接接触带菌牲畜、细菌污染物、娩出物或食入生鲜乳等病畜产品而感染,也可以通过吸入污染的气溶胶而患病。

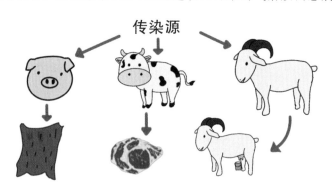

3.哪些人群是感染布鲁氏菌病的高风险人群?

布鲁氏菌病是一种常见的动物源性传染病,该病有明显的职业性,牧民、兽医、屠宰人员、动物养殖人员、乳制品加工工人、动物产品售卖人员感染率比一般人群高,儿童与病畜玩耍等均可受染。总体来说,免疫力低下、患有慢性基础病、卫生习惯差、暴露机会多的人容易感染该病。该病感染无性别和年龄差异,主要取决于接触机会。

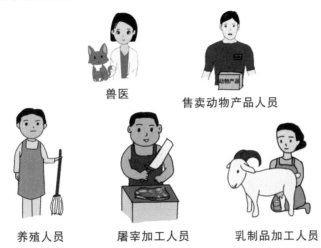

兽医　　　　　售卖动物产品人员

养殖人员　　　屠宰加工人员　　　乳制品加工人员

4.人与人之间会相互传染布鲁氏菌病吗?

在我国对大量布病病例的调查分析中,未发现有确切的证据证明通过患者传染而引起的病例,以及患者家庭和医院内交叉感染的病例。因此,本病在人与人之间不会传播。

5.普通人如何预防布鲁氏菌病?

(1)养成正确的饮食习惯,切忌食生拌肉或未熟透的肉,不喝没有消毒的乳制品。

(2)不接触感染动物的皮毛,远离养殖场、屠宰场等可能携带布鲁氏菌的环境,接触牛、羊后要洗手。

(3)接触动物后如有发热症状,应怀疑是否感染该病,及时到医院就诊并告诉医生可能的接触史。

(4)进入养殖场、屠宰场等高危环境需佩戴口罩,防止吸入含布鲁氏菌的飞沫、尘埃。

(5)接种布鲁菌疫苗在一定程度上可起到预防效果。

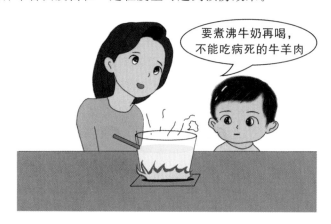

6.高风险人群如何预防布鲁氏菌病?

(1)养殖场要适当降低饲养密度,避免畜群拥挤,每日进行畜舍通风,保持光照,定期打扫保持畜舍及周围环境清洁干燥。

(2)养殖场内禁止饲养猫、狗、家禽等其他动物,做好杀虫、防鸟、灭鼠工作。

(3)饲养的牲畜必须经过严格检疫,且每年定期抽血进行布鲁氏菌病实验室检测,检出阳性病畜应立即进行治疗,若病情较重或可能感染了可造成大面积感染的病毒,应立即扑杀并进行无害化处理。

(4)加强养殖场所及畜产品的消毒,养殖场选址应尽量远离居民区,避免人畜混居。

(5)进入饲养场所要佩戴口罩和手套,穿好工作服,不徒手接生、喂养牲畜,接触牲畜后要进行手卫生。

(6)对于进出养殖场的人员和外来物品进行严格管控,减少非必要人员的进出,人员和物品进出要进行消杀。

(7)病畜最常见的表现是流产,所以对牲畜流产物、胎盘、流产羔(犊)等要采取焚烧或深埋等无害化处理,流产物污染的地方用生石灰或消毒剂进行消毒并进行无害化处理。

(8)对流行区牲畜普遍进行菌苗接种可防止本病流行,保护易感家畜。

7.如何判断是否得了布鲁氏菌病?

若患者有牛、羊等家畜接触史,或接触过未完全熟透的牛羊肉,并出现发热、多汗、乏力、肌肉和关节疼痛、睾丸肿痛等症状,应提高警惕。该病患者查体会发现肝脾及淋巴结肿大,部分患者还会出现游走性关节疼痛,严重时可有脊柱(腰椎为主)受累,表现为疼痛、畸形和功能障碍甚至瘫痪等。若患者发生上述症状要及时到医院就诊,确诊后会转入专科医院进行系统治疗。

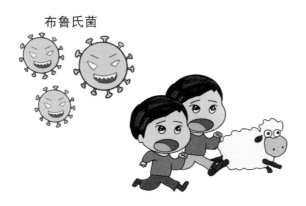

布鲁氏菌

8.人感染布鲁氏菌病后应如何治疗?

除一般治疗外,患者还应接受抗菌治疗。治疗原则为及时、联合、足量、足疗程用药,必要时延长疗程,以防止复发及慢性化。其常用四环素类、利福霉素类药物,亦可使用喹诺酮类、磺胺类、氨基糖苷类及三代头孢类药物。

另外,儿童治疗可使用利福平联合复方新诺明,8岁以上儿童治疗药物则与成年人相同。

9.得了布鲁氏菌病会有后遗症吗?

人类感染布鲁氏菌后,如及时进行积极有效治疗,一般预后良好,大多可痊愈;若不及时治疗,容易转为慢性,给治疗带来困难;未经药物治疗的患者病死率为2%~3%。5%~15%的患者在初次治疗结束后3~6个月出现复发,主要原因为抗生素选择不当、治疗时间缩短、依从性不良或局部感染病灶;少数患者可留有关节损害,影响正常活动。此外,布鲁氏菌可侵入男性生殖系统,导致附睾炎、睾丸炎,表现为睾丸肿痛,多为单侧;若细菌侵犯神经系统,则可出现脑膜、脑脊膜受累的症状,如剧烈头痛和脑膜刺激征。

(高钧明　李鸿文)

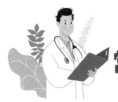

常见病毒感染性传染病

毫不夸张地说，大家每时每刻都在和病毒打交道。在这成千上万种病毒中，绝大多数病毒对人类无害，甚至能帮助人类杀灭细菌，但是也有一些"坏病毒"，会使人类感染疾病。

不容轻视的麻疹

1.什么是麻疹?

麻疹是由麻疹病毒引起的急性发热出疹性疾病，是儿童常见的呼吸道传染病，具有高度传染性。麻疹病毒可通过咳嗽、喷嚏及密切接触患者的鼻咽分泌物传染健康人。

2.是不是只有儿童容易得麻疹?

没有接种过麻疹疫苗或免疫力低下的人群都容易得麻疹，并不是只有儿童才会得麻疹。随着麻疹疫苗的广泛应用，高发年龄组从 5 岁以下转向 8 个月以下和 15 岁以上年龄组，其中婴幼儿患麻疹风险最高，发生并发症(含死亡)的风险也最高。

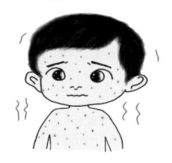

3.麻疹的具体表现是什么?

麻疹患者通常会出现发热、出疹、流涕、咳嗽和口腔黏膜斑等表现。皮疹最先出现于患者的耳后、发际，之后发展至面颊，3～4 天可逐渐蔓延至胸背部、四肢，直至全身和手掌、足底。如果接触过类似患者,同时具备以上表现,则应高度重视,及时到医院就诊,并通过检测麻疹病毒核酸或抗体来确定诊断。

4.麻疹是一种很严重的疾病吗?

麻疹属于自限性疾病,可自愈。目前尚无特效药治疗,患者一般应卧床休息、保持皮肤清洁,高热者以退热、液体补充等支持治疗为主。由于个体和环境等因素的不同,患者病情严重程度不同,预后不一,轻症者预后良好。麻疹的并发症主要有肺炎、中耳炎、脑炎、亚急性硬化性全脑炎等,其中肺炎是导致低年龄儿童死亡的重要并发症。一般合并并发症者预后不佳。

5.如何预防麻疹?

麻疹疫苗特异性强并能预防麻疹的发生,所以接种麻疹疫苗是预防麻疹最主要的方式。大量研究表明,麻疹疫苗是安全有效的,可提供持久的保护作用。接种后患者出现发热、皮疹等不良反应较少,程度也较轻。

另外,中药食疗也可在一定程度上保护易感人群,可用紫草三豆汤(紫草、绿豆、黑豆、赤小豆)或紫草根水煎服预防麻疹。

6.如何用中医推拿疗法治疗麻疹?

麻疹是一种自限性疾病,大多数患儿经过合理的治疗调护都预后良好,如果就医不方便,自己在家可以尝试一下中医推拿治疗:

(1)初热期:推攒竹,分推坎宫,推太阳,擦迎香,拿风池,清脾经,清肺经。
(2)出疹期:拿风池,清脾经,清肺经,清天河水,按揉二扇门,推天柱。

推攒竹
位置:两眉中间至前发际成一直线
操作:两拇指自下而上交替直推称推攒竹,又叫"开天门",次数30～50次。若自眉心推至囟门,则称"大开天门"

分推坎宫
位置：眉头至两眉梢成一横线，
用拇指桡侧自眉心向眉梢分推，
称分推坎宫或推坎宫
操作：先用两拇指指端分别轻按
一下鱼腰穴，再自眉头向眉梢做
分推，一般操作30～50次，速
度要慢，力度要小

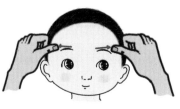

推太阳
位置：太阳在眉毛末端与眼睛末端连
线中点向后的凹陷中
操作：以两手托患儿头部，再以两拇
指运之，向前为补，向后为泻，推运
20～30次，注意用力不宜过重

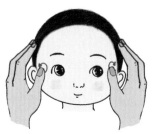

擦迎香
位置：在鼻翼旁0.5寸鼻唇沟上
操作：用手掌大鱼际（手指指腹也可以），
摩擦鼻翼旁鼻唇沟，反复纵向摩擦，使局
部发红发热即可

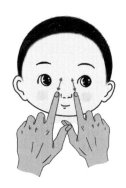

拿风池
位置：风池穴指胸锁乳突肌和斜方肌之
间，平后发际上0.5寸的凹陷处
操作：用拇指指端与其余四指指端相对
用力提捏5～10次

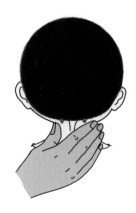

清脾经
位置：拇指桡侧缘，自指尖直至指根
成一条线
操作：将患者拇指伸直，自指根至指
尖方向推，称清脾经，100～500次

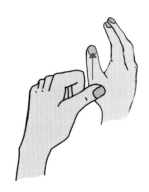

清肺经
位置：无名指末节的螺纹面
操作：自无名指掌面末节指纹向指尖方
向直推100～500次

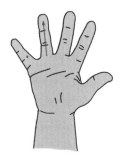

清天河水
位置：前臂正中，总筋至曲泽成一
直线
操作：用食指、中指自腕推向肘，
称清天河水，100～300次

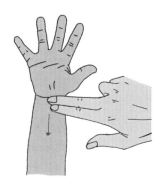

按揉二扇门
位置：掌背中指根部两侧凹陷处
操作：拇指偏峰按揉，称揉二扇门，
揉100～500次

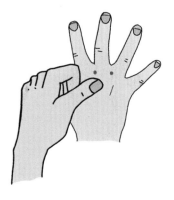

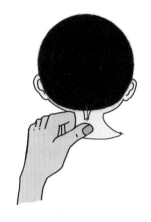

推天柱
位置：颈后发际正中至大椎
穴成一直线
操作：用拇指或食指自上向
下直推

7.为什么麻疹出疹期要避免"捂汗"？

中医认为麻疹为肺脾内有伏热，由时行邪毒引发，而表现为一种常见的出疹性疾病。而火热之邪最忌内郁，当外透而散，正如《黄帝内经》中说的"火郁发之"，意思是如果人体内有伏郁之热，当发之，故麻疹出疹期当以透发为要，疹出顺利，则无内攻、逆传之变，若不能顺利透出，易并见神昏谵语，或并发惊风抽搐等症，即温病大家叶天士提出的"逆传心包"之证。故此时切记当避免"捂汗"，应使热毒随汗、随疹透发，当然也不能过汗，"汗为心之液"，过汗容易耗伤心气，正气内虚，无力透疹。

8.如何隔离麻疹患者？

因为麻疹具有高度传染性，若感染了麻疹，应做好家庭隔离，远离他人，特别是避免接触婴幼儿、孕妇等易感人群。患者发病前 2 天至出疹后 5 天内均具有传染性，应进行隔离；有并发症者应隔离至出疹后 10 天。

9.麻疹会留疤吗？

麻疹皮疹按出疹顺序依次消退，可留有浅褐色色素沉着斑，一般 1～2 周后消失，皮疹退时有糠麸样细小皮肤脱屑，不会留疤。

（陈素傲　徐敏玲　任玉莲　崔日红）

准妈妈的"噩梦"——风疹

1.什么是风疹?

风疹是由风疹病毒感染引起的急性呼吸道传染病,主要通过呼吸道经飞沫传播,密切接触也可传染。老人、儿童、孕妇及免疫力低下者易感染。孕妇若在妊娠早期感染,病毒也可通过胎盘传染给胎儿。胎内被传染的新生儿咽部可长期排毒,并可通过污染的奶瓶、衣服等感染其他人。

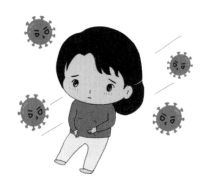

2.风疹患者都有什么表现?

轻症感染者没有明显不适,初期可表现为发热、咳嗽、流涕、咽痛等感冒样症状,还可见淋巴结肿大等,发热1～2天后皮肤可见淡红色斑丘疹,或皮肤大面积发红,一般从面部开始,逐渐向躯干、四肢扩散,手掌、足底大多无皮疹。同时,患者多有浅表淋巴结肿大,多见于耳后、枕部和颈后淋巴结,2～3天后皮疹消退,肿大淋巴结逐渐恢复。

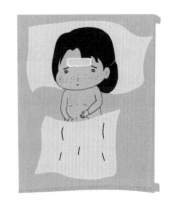

3.风疹是一种严重疾病吗?

风疹尚无特效治疗办法,轻症者以休息等对症支持治疗为主,重症者应及时就医。风疹绝大多数患者预后良好,出现并发症的患者预后差。风疹的并发症较少见,主要有喉炎、脑炎、皮肤黏膜出血、心肌炎等,严重时可导致死亡。孕妇妊娠早期(前3个月)感染,可导致胎儿发生先天性风疹综合征,预后严重,可导致胎儿多系统缺陷,轻者发育迟缓,重者出现畸形,甚至可导致死胎、流产。

4.怎样预防风疹?

风疹可通过接种风疹疫苗预防,日常生活中应保持室内通风,勤洗手,减少与患者及其他人接触。

(陈素傲　边鹏飞)

儿童期"常客"——水痘

1.什么是水痘?

水痘是好发于儿童的一种急性、高传染性的呼吸道传染病,由水痘-带状疱疹病毒(即人类疱疹病毒 3 型)引起,主要经呼吸道飞沫传播,也可经直接接触疱疹液而传播。不过,当水痘全部结痂后就基本没有传染性了。

婴幼儿、学龄前及学龄期儿童为水痘的主要发病群体,约占总数的 80％,其中以 5～6 岁儿童最为多见。此外,成人也会罹患水痘,而且通常症状较重。

2.水痘患者会有什么表现?

患者发病初期症状像感冒,如流鼻涕、打喷嚏、咳嗽、头痛、食欲减退、全身不适、发热等,一般发热后 1～2 天内出现皮疹。皮疹首先在躯干、头面部出现,随后在四肢出现,特点是向心性分布。皮疹常分批出现,开始表现为隆起的红色丘疹,后发展为充满液体的痘疹,液体起初清亮透明,后变浑浊,伴瘙痒,1～3 天后痘疹可干枯、结痂,后自然脱落,一般不留疤痕。有水痘患者接触史和可疑水痘表现者应及时就医,一般典型的水痘表现即可确诊,不典型表现者依据实验室检查可确定诊断。

3.水痘是一种严重疾病吗?

不同患者病情严重程度不同。水痘属于自限性疾病,一般水痘患者经过及时治疗,预后良好。如果治疗不及时,患者可能会出现肺炎、脑炎、败血症等并发症,预后差。成人水痘症状均较儿童严重,早期易被误诊,预后差。

接种水痘疫苗是最有效的预防手段。另外,如果怀疑罹患水痘,应注意细心护理,切忌手抓痘疹,注意消毒、隔离,及时就医。

4.成人也能接种水痘疫苗吗?

未感染过水痘的成人也可以接种水痘疫苗,但其保护并不是终身的,保护期在 10 年左右,所以需要多次接种。感染过水痘的人可获终身免疫不再得水痘。

5.如何消毒隔离水痘患者?

一旦发现水痘,患者需要进行呼吸道飞沫和接触隔离,隔离治疗至患者的疱疹全部结为干痂。在此期间,患者的衣物、被褥、洗漱用品等都要实施暴晒或煮沸等消毒处理,并且不要与家人的混洗。家人接触患者时要戴好口罩及手套,且接触前后要洗手。

6.如何护理皮肤?

患者从出疹期到结痂前不宜洗澡,对于较大水疱可局部消毒后无菌抽取疱液再用药,还要注意保持床单清洁,穿着棉质宽松、柔软的衣物。疱疹可涂碘伏消毒预防感染,水泡破溃处避免沾水,皮肤瘙痒难忍时可适当予炉甘石外涂。水痘可自行结痂脱落,切勿搔抓抠皮,避免留疤。

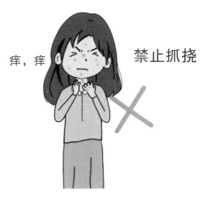

痒,痒　　禁止抓挠

(陈素傲　徐敏玲　边鹏飞)

俗称"痄腮"的流行性腮腺炎

1.什么是流行性腮腺炎?

流行性腮腺炎是由腮腺炎病毒引起的急性呼吸道传染病,以腮腺非化脓性炎症、腮腺区肿痛为临床特征,主要发生在儿童和青少年。

腮腺炎病毒除侵犯腮腺外,尚能侵犯神经系统及各种腮腺组织,引起儿童脑膜炎、脑膜脑炎,青春期后可引起睾丸炎、卵巢炎和胰腺炎等。但腮腺炎病毒引起的睾丸炎或者卵巢炎很少引起不育症,一般不影响生育功能。

2.得了腮腺炎应该怎么办?

症状较轻者可居家隔离,卧床休息,进食流质或者半流质饮食,避免进食酸性食物,注意口腔卫生,餐后用生理盐水漱口;症状较重或有并发症者应及时到医院就诊。在医生的指导下,患者可服用对乙酰氨基酚或非甾体抗炎药(如布洛芬)等止痛药来缓解症状,或用热敷或冷敷来减轻腺体胀痛。一般腮腺炎患者应按呼吸道传染病隔离至腮腺消肿后 5 天。

3.怎样预防腮腺炎?

由于症状开始前数天患者已开始排出病毒,预防的重点是应用疫苗对易感者进行主动免疫。目前,国内外应用腮腺炎、麻疹、风疹三联减毒活疫苗,进行皮下或者皮内接种,亦可采用喷鼻或气雾方法,95%以上的接种者可产生抗体。

4.如何用中医的方法治疗流行性腮腺炎?

中医称流行性腮腺炎为"痄腮",生病期间患者应注意休息,饮食应清淡,富含营养,忌辛辣、坚硬及酸性食物,注意口腔清洁,避免继发感染。发病初期,中医采用内、外治法结合,帮助腮腺的肿胀消退。内治可以口服中成药,如蒲地蓝消炎口服液(蒲公英、板蓝根、苦地丁、黄芩),用于发热、咽痛、腮腺肿胀疼痛等症状。外治法可以采用以下方法:①每次取 1 块鲜仙人掌,去刺、洗净后捣泥或切成薄片,贴敷患处,每日 2 次。②将如意金黄散或青黛散,用醋或茶水调,敷患处,每日 1~2 次。③将鲜蒲公英、鲜败酱草或鲜马齿苋(任选一种,也可以两种合用)取适量,捣烂贴敷患处,每日 1~2 次。此外,还可以在医师指导下进行针刺、耳针等治疗,以帮助减轻腮腺肿痛。治疗期间需密切观察患者,如果出现高热不退、神昏、烦躁、反复抽搐,或睾丸肿痛等症状,需及时到医院就诊。

(于青 徐敏玲 崔日红)

儿童期常发的手足口病

1.什么是手足口病?

手足口病是由肠道病毒感染引起的一种儿童常见传染病,其中以柯萨奇病毒 A16 型和肠道病毒 71 型（EV-A71）最为常见，重症及死亡病例多由 EV-A71 所致，多发于 5 岁以下儿童。

手足口病的主要表现为发热，手、足、口、臀部等部位出疹，可伴有咳嗽、流涕、食欲缺乏等症状，也有部分病例仅表现为皮疹或疱疹性咽峡炎。

2.该病为什么容易在幼儿园聚集性发病?

因为手足口病的传播方式主要是密切接触，且手足口病隐性感染率高，通过接触被病毒污染的手、毛巾、手绢、牙杯、玩具、食具、奶具，以及床上用品、内衣等均可引起传染。此外，该病还可通过呼吸道飞沫传播，饮用或食入被病毒污染的水和食物后亦可感染。

3.怎样预防手足口病?

保持良好的个人卫生习惯是预防手足口病的关键：①勤洗手，不要让儿童喝生水、吃生冷食物；②儿童玩具和常接触到的物品应定期进行清洁消毒；③避免健康儿童与患手足口病儿童密切接触；④鼓励 6 月龄至 5 岁儿童接种预防手足口病的疫苗。

4.手足口病患儿居家治疗或隔离时应注意哪些事项?

（1）健康监护：患儿居家隔离治疗期间，家长及看护人应密切观察病情，如出现持续高烧、精神萎靡不振、昏睡或肢体颤抖抽搐等，有可能短期内进展为重症，应立即去医院就诊。

（2）居家消毒：每天清洁常接触的家具、玩具、地面等，每周用含氯消毒剂消毒 1～2 次。患儿的分泌物、呕吐物或排泄物，以及被其污染的物品或环境，清洁后要及时用含氯消毒剂进行擦拭或浸泡消毒 30 分钟后，再用清水擦拭或冲洗干净。

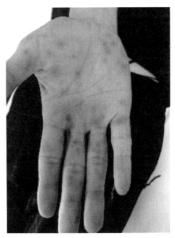

（3）做好隔离：居家隔离时限为患儿全部症状消失后 1 周，此期间患儿尽量避免外出，更不要去幼儿园和人群聚集的公共场所，避免与其他孩子接触玩耍。

（于青　徐敏玲）

"接吻病"——传染性单核细胞增多症

1.什么是传染性单核细胞增多症?

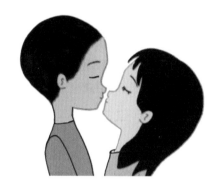

传染性单核细胞增多症简称"传单",是由 EB 病毒引起的淋巴细胞增生性急性自限性传染疾病。其主要经口密切接触而传播(口—口传播),飞沫传播虽有可能,但并不重要,故又被称为"接吻病"。本病尚无有效的预防措施,患者急性期应进行呼吸道隔离。

本病多见于儿童和少年,我国儿童发病高峰在学龄前和学龄儿童,体内出现 EB 病毒抗体,但常无嗜异性抗体;15 岁以上青年中部分呈典型发病,EB 病毒抗体和嗜异性抗体均呈阳性。10 岁以上 EB 病毒抗体阳性率达 86%,发病后可获得持久免疫力。

2.传染性单核细胞增多症的表现是什么?

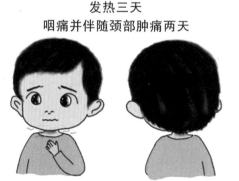

发热三天
咽痛并伴随颈部肿痛两天

该病潜伏期为 5~15 天,起病急缓不一,症状呈多样性,近半数患者有乏力、头痛、鼻塞、恶心、食欲减退等。典型临床三联症为发热、咽峡炎、淋巴结肿大,可合并肝脾肿大、外周淋巴细胞及异型淋巴细胞比例增高,约 1/3 的病例在病后 4~6 天出现皮疹,其形态呈多形性,或呈斑疹、丘疹,皮肤出血点或猩红热样红斑疹,软腭可有出血点,持续一周左右渐退。

3.如何治疗传染性单核细胞增多症?

本病多为自限性,预后良好,主要为抗病毒治疗及对症治疗。患者应卧床休息,减少机体耗氧量,避免心肌受累,重症者及时去医院就诊。

4.传染性单核细胞增多症有没有并发症? 预后如何?

本病约 30％患者可并发咽喉部溶血性链球菌感染,急性肾炎发生率可高达 13％,临床表现与一般肾炎相似。脾破裂发生率约 0.2％,通常多发于疾病的 10～21 天,约 6％的患者并发心肌炎。本病预后大多良好,病程一般为 2～3 周,可有复发。本病病死率为 1％以下,死因主要为脾破裂、脑膜炎、心肌炎等。 另外,先天性免疫缺陷者感染本病后,病情迅速恶化导致死亡。

(李鸿文 刘晨帆)

老鼠传播的肾综合征出血热

1.什么是肾综合征出血热?

肾综合征出血热又称"流行性出血热",是由汉坦病毒引起的,以啮齿类动物为主要传染源的自然疫源性疾病,多见于在田间劳作的青壮年。携带病毒的鼠尿、粪、唾液等污染环境,可形成尘埃或气溶胶被人体吸入,这是其传播的主要方式。此外,本病还可通过消化道、接触传播,也可能存在虫媒传播;孕妇感染后,病毒可经胎盘感染胎儿。

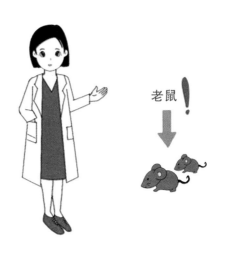

老鼠!

2.得了肾综合征出血热会有什么表现?

该病典型的病程分为发热期、低血压休克期、少尿期、多尿期和恢复期。

(1)发热期主要表现为发热,体温为 38～40 ℃,一般持续 4～6 天。大部分患者会伴头痛、腰痛、眼眶痛、全身肌肉关节酸痛,也可有恶心、呕吐和肚子痛等症状。2～3 天后,患者眼睑、脖子和上胸部皮肤可出现充血、潮红,双侧腋窝下、前胸和肩背部等皮肤可见出血,常出现眼和脸部水肿。

(2)低血压休克期常见于发病 3～7 天,表现为心慌气短、头晕无力、手脚发凉,甚至意识障碍。

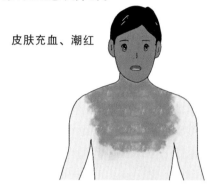

皮肤充血、潮红

(3)少尿期常见于发病后5~8天,持续2~5天,少数可达2周以上,突出表现为尿少或无尿,皮肤等出血症状可加重,可出现吐血、咳血,也可出现烦躁、抽风、幻觉,甚至昏迷。

(4)多尿期多见于第9~14天,大多持续1~2周,少数可达数月,以尿量明显增多为主要表现。

(5)恢复期多见于发病第3~4周,持续1~3个月,病重者恢复时间较长,但很少超过半年。在此期间,患者肾功能逐渐好转,体力、食欲、精神等各方面均有好转。

3.如何预防肾综合征出血热?

科学防鼠、灭鼠可降低该病的感染风险,在疫区野外活动、工作时,应加强个人防护;保持屋内清洁、通风、干燥,清除室内外草堆等也有助于预防疾病发生。另外,接种疫苗也是预防出血热的一种有效措施。

需要注意的是,该病重症患者病情复杂、病死率高,一旦怀疑得了出血热,应及时去医院就诊。

4.接触了老鼠就一定会得肾综合征出血热吗?

不一定,只有接触了携带病毒的老鼠及其污染物,才可能感染肾综合征出血热。

(陈素傲 边鹏飞)

不可小觑的蚊子——登革热

1.什么是登革热?

众所周知,小小的蚊子不仅会使大家皮肤瘙痒难耐,还会传播多种疾病,其中就有登革热。

登革热是由登革病毒感染引起的急性蚊媒传染病,主要传播媒介为埃及伊蚊和白蚊伊蚊。据世界卫生组织统计,全球每年发生约 3.9 亿次登革热感染,造成 2 万余人的死亡,已经成为威胁人类健康的全球性公共卫生问题。登革热主要流行于热带和亚热带地区,具有传播速度快、发病率高等特点。近年来,随着气候的变化以及交通运输方式的改变,我国登革热输入性病例的发生情况呈现显著的上升趋势。

2.登革病毒是如何传播的?

患者和隐性感染者为主要传染源,发病前 1 日至发病后 3 日内传染性最强。

蚊虫是本病的主要传播媒介,其中伊蚊是传播登革热病毒的主要蚊种,在我国主要分布于南方沿海地区。我国广东、福建、浙江等地均曾发生由输入性病例引发登革热暴发的案例。

3.感染登革热病毒会有哪些表现?

该病的潜伏期为 2~15 日,平均为 6 日,临床症状主要包括发热、头痛、肌肉酸痛、眼眶痛、颜面或颈胸部皮肤潮红、结膜充血、皮疹、淋巴结肿大等,严重者可发生登革出血热、登革休克综合征,甚至死亡。目前,该病分为三期,每一期患者的表现如下:

(1)处于发热期的患者可出现高热、皮疹、出血等症状:

1)发热:患者起病大多突然,体温迅速达 39 ℃以上,一般持续 2~7 日,可于第 3~5 日降至正常体温,1 日后又再升高,热型多呈双峰热或鞍形热。患者发病时伴有头痛、全身肌肉关节疼痛、眼眶痛、颜面和眼结膜充血等症状,并可伴有食欲减退、恶心、呕吐、腹痛、大便性状改变等消化道症状。

2)皮疹:其常于发病后 2~5 日出现,初见掌心、脚底或躯干及腹部,逐步蔓延至颈部、头面和四肢,呈斑丘疹、红斑疹、猩红热样皮疹、麻疹样皮疹等表现,伴有瘙痒感。部分患者可在发热最后 1 日或在退热后,于脚背、踝部、手腕背面、腋窝等处出现细小瘀斑,1~3 日内可自行消退。

3)出血:一般出现于发病后 5~8 日,感染者可出现不同部位、不同程度的出血,如皮肤瘀点、鼻衄、齿衄、咯血、尿血、阴道出血、胃肠道出血等。

4)其他:该病可伴随全身淋巴结轻度肿大,束臂试验呈阳性等症状。

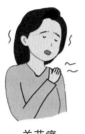
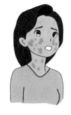
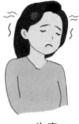
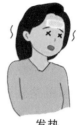

| 关节痛 | 皮疹 | 头痛 | 发热 |

（2）处于极期的患者可出现休克与出血的症状：

1）休克：一般发生于病程第 2～5 日，患者烦躁不安、四肢厥冷、皮肤出现花纹、呼吸频率浅快、脉搏微弱、血压下降甚至测不出，病程中还可出现脑水肿，导致患者昏迷、死亡。

2）出血：患者可有严重脏器损害表现，皮肤可见大量瘀斑，并伴有咯血、消化道出血、血尿、阴道出血，甚至颅内出血等。

3）恢复期在病程 5～7 天时出现，患者体温正常，食欲改善，血流动力学稳定，生命体征保持平稳。

4.如何预防登革热？

目前，登革热无特异治疗方法，虽然有登革热疫苗已获批上市，但效果有限，主要根据患者病情程度给予对症支持处理，所以预防该病尤为重要：

（1）媒介控制仍是防控登革热疫情的重要手段，如积极防蚊、灭蚊，改善卫生环境，清理积水，消灭伊蚊滋生地。

（2）提高人群免疫力，注意饮食均衡营养，劳逸结合，增强体质。

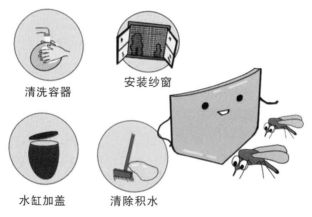

清洗容器　安装纱窗　水缸加盖　清除积水

（仇方　刘晨帆）

流行性乙型脑炎

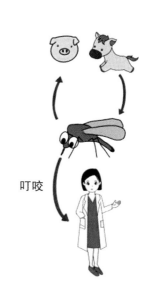

叮咬

1.什么是流行性乙型脑炎？

流行性乙型脑炎（简称"乙脑"）是由乙脑病毒引起的中枢神经系统损伤的急性传染病，是一种人畜共患疾病。乙脑病毒主要储存在猪、牛等家畜体内，主要通过库蚊叮咬传播，人群普遍易感，免疫力低下同时家里或周围环境中饲养猪等家畜者感染概率更高。但因为乙脑病毒在人体内浓度低、时间短，所以不会出现人与人之间的传播。

2.乙脑患者有什么表现？

感染乙脑后多数人无症状或症状很轻，少数有典型的乙脑症状。该病潜伏期为4～14天，初期患者可有发热、精神萎靡、恶心、呕吐等症状，易被误诊为上呼吸道感染，若未及时治疗，随后全身症状加重，出现昏迷、抽搐等神经系统症状表现，部分患者可留下后遗症，甚至死亡。

3.乙脑能治好吗？

轻症患者可自愈，重症患者可能留有后遗症，甚至死亡，应及时就医。目前，乙脑尚无特效抗病毒药物，主要是控制高热、惊厥等对症支持综合治疗，还应防治并发症。

4.如何预防乙脑？

接种乙脑疫苗具有良好的安全性和保护作用，儿童常规接种乙脑疫苗，或既往未接种乙脑疫苗人群接种乙脑疫苗可减少感染乙脑的风险。另外，科学防蚊、灭蚊，饲养场做好环境卫生，同时减少与牲畜接触，也可有效降低乙脑感染的风险。

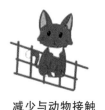
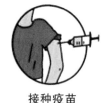
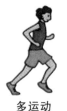
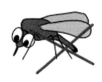

减少与动物接触　　　接种疫苗　　　多运动　　　防蚊、灭蚊

乙脑预防措施

（陈素傲　边鹏飞）

可防不可治的狂犬病

1.什么是狂犬病?

狂犬病是一种由狂犬病毒引起的急性致死性传染病,主要侵犯人体的神经系统。大多数患者早期表现为伤口麻木瘙痒、头痛、发热、周身疲乏等,随后出现怕风、恐水、咽部肌肉痉挛,并迅速进展至呼吸肌麻痹导致死亡。狂犬病的典型症状是恐水现象,即饮水时、听到水声甚至只是看到水,患者就会出现吞咽肌痉挛,患者不能喝水,即便身体严重缺水口渴至极亦不敢饮水,所以狂犬病又名"恐水症"。

狂犬病在我国流行已有两千多年的历史,《左传》曾有驱赶疯犬以预防狂犬病的记载。20 世纪 50 年代、80 年代和 21 世纪初我国出现了三次狂犬病流行。其中,仅 2007 年就报告病例 3302 例,达到进入 21 世纪以来的发病高峰。不过,2008 年以来整体呈平缓下降态势,我国的狂犬病疫情处于低流行阶段。狂犬病流行范围非常广,亚洲、非洲、美洲和欧洲都存在狂犬病流行报告。据统计,全球有 100 多个国家和地区有狂犬病流行,每年死亡例数约 59000 例,主要分布在亚洲和非洲。

2.哪些动物可能是狂犬病的传染源?

我国属于狂犬病高风险地区,所有哺乳动物都有患狂犬病的风险。但最主要的高风险动物是狗,其次为猫(包括流浪和家养),以及其他流浪或野生的哺乳动物(包括蝙蝠、狼、狐狸、浣熊、臭鼬)。若大家被高风险动物致伤后必须进行暴露后处理。

牛、羊、马、猪等家畜,兔及鼠等啮齿动物属于低风险动物。若大家被低风险动物致伤后一般仅需清洗消毒处理,无须进行暴露后疫苗及狂犬病免疫球蛋白处置。但也应根据当时本地区流行情况由医生判定并与伤者沟通,如果伤者明显焦虑恐惧,则可以建议按暴露后处理,消除伤者心理恐惧,避免后续出现精神性疾患。

目前认为龟、鱼、鸟类以及不与外界接触的家养及实验室啮齿动物没有狂犬病风险,被其致伤后属于无风险暴露,无须进行狂犬病暴露后处置。

3.狂犬病的潜伏期为多久?

狂犬病从暴露感染到发病前无症状的时期为潜伏期,一般为 1~3 个月,极少为 1 周以内或 1 年以上,但也有长达数年的报道。不过,狂犬病潜伏期无任何症状,处于该时期的患者目前尚无可靠的诊断方法。

4.接触狂犬病患者会染上狂犬病吗?

与狂犬病患者的一般接触,被传染的风险很小。但狂犬病患者唾液分泌亢进、情绪恐惧亢奋,一般易激惹、易狂躁,会做出一些过激行为,容易伤及周围人群。所以,关爱狂犬病患者的同时也必须做好心理防备和必要的个人防护。如果被狂犬病患者伤及,需按高风险暴露原则第一时间及时处理。

5.怎样判断狂犬病暴露的等级?

狂犬病暴露按程度分三个等级:

Ⅰ级暴露:皮肤完好时接触动物及其分泌物或排泄物,属Ⅰ级暴露,这种情况一般无风险,仅用肥皂水认真清洗接触部位即可。

Ⅱ级暴露:无明显出血的咬伤、抓伤及无明显出血的伤口接触动物及其分泌物或排泄物,属于Ⅱ级暴露,要进行伤口处置及疫苗接种。

Ⅲ级暴露:穿透性的皮肤咬伤或抓伤,且有明显出血,以及尚未闭合的伤口或黏膜接触动物及其分泌物或排泄物,或暴露于蝙蝠。这三种情况属于Ⅲ级暴露,需要立即进行伤口处置、疫苗接种及根据情况使用狂犬病免疫球蛋白。

6.为什么打了狂犬病疫苗还要打狂犬病免疫球蛋白?

狂犬病疫苗是一种来自狂犬病毒的抗原成分,注入体内后人体的免疫系统识别它并相应产生对病毒有杀伤作用的抗体,从而达到预防狂犬病的作用。其优点是免疫相对持久,缺点是产生保护性抗体慢,注射狂犬病疫苗后需要 2 周以上的时间才能产生狂犬病毒抗体。若患者为Ⅲ级暴露,风险程度较高,在没有产生抗体的这段时间处于免疫空窗期,而注射免疫球蛋白就能很好地弥补这一空窗期。免疫球蛋白能直接与体内狂犬病毒结合,24小时内注射免疫球蛋白可有效预防狂犬病毒,但其缺点是免疫力不持久。狂犬病疫苗产生的免疫称为主动免疫,注射免疫球蛋白获得的免疫称为被动免疫,只有二者结合使用才能互相弥补,达到有效预防狂犬病的目的。

7.让动物咬伤、抓伤或舔伤时应该怎么办?

被动物咬伤、抓伤或舔伤时应立即用20%的肥皂水或0.1%苯扎溴铵(新洁尔灭)彻底冲洗伤口至少15分钟,力求去除动物的分泌物,挤出污血。彻底清洗后,用2%碘酒或75%酒精涂擦伤口,伤口一般不予缝合或包扎,以便排血引流,同时应尽快至医院接种狂犬病疫苗,必要时注射狂犬病免疫球蛋白。

8.如何预防狂犬病?

狂犬病是所有传染病中最凶险的病毒性疾病,一旦发病,病死率几乎100%。该病病程很少超过7天,因此狂犬病的预防是生命攸关的大事。

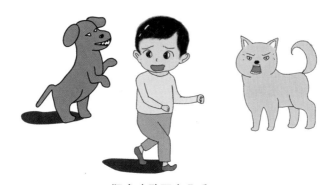

狂犬病致死率几乎100%

(1)暴露前预防:所有持续、频繁暴露于狂犬病危险环境下的人员均应进行暴露前预防性接种狂犬病疫苗。暴露前预防接种3次,于0、7、28天进行。

(2)暴露后预防:狂犬病为致死性疾病,Ⅱ级以上高风险暴露后均应按程序接种狂犬病疫苗,无任何禁忌,但接种前应充分询问有无严重过敏史、其他严重疾病等。

目前,我国推荐两种接种程序:①5针法:第0、3、7、14和28天各接种1剂,共接种5剂。②"2-1-1"程序(只适用于已批准该程序的狂犬病疫苗):第0天接种 2 剂(左右上臂三角肌各接种 1 剂),第 7 天和第 21 天各接种 1 剂,共接种 4 剂。

9.之前注射过狂犬病疫苗,再次受伤时还需要注射狂犬病疫苗和狂犬病免疫球蛋白吗?

全程接种疫苗后半年内再暴露不需要接种疫苗,半年到一年时暴露要重新注射 2 针,一年到三年时暴露要重新注射 3 针,超过三年时暴露要重新注射 5 针。之前注射过狂犬病疫苗,再次暴露不需要再注射狂犬病免疫球蛋白。

(于青　边鹏飞)

小蜱虫引发的发热伴

1.什么是发热伴?

发热伴全名叫发热伴血小板减少综合征,是由新型布尼亚病毒感染引起,临床主要表现为发热、血小板减少、白细胞减少、消化道症状及多脏器功能损伤等,病情严重者可出现抽搐、昏迷、休克、全身弥散性血管内凝血等,甚至导致死亡,目前报道病死率达 10%。本病尚无特异性治疗手段,主要为对症支持治疗。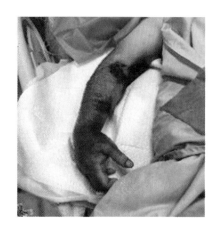

本病主要通过蜱虫叮咬传播,人被携带病毒的蜱虫叮咬而感染,部分病例发病前有明确的蜱虫叮咬史。此外,该病患者也是传染源,可引起人—人传播,人直接接触患者血液、分泌物或排泄物可引起感染。

2.一旦被蜱虫咬伤后一定会发病吗?

不一定。在丘陵、山地、森林等地区生活、生产的居民或劳动者,以及赴该类地区户外活动的旅游者感染风险较高,该病存在轻型病例或隐性感染病例。户外活动时应注意加强个人防护,比如穿长裤、长褂,减少皮肤暴露面积,防止蜱虫叮咬。

3.发现皮肤上有蜱虫应该怎样去除？

被蜱虫叮咬后,通常蜱虫会停留在皮肤表面,口器插在皮内不易移除,处理方法如下:可以使用氯仿、乙醚、松节油等滴在蜱虫头部,过一段时间后蜱虫会松口,或者使用液体石蜡、甘油等涂在蜱虫头部使其窒息。如果蜱虫的口器或者是遗留物留存在患者皮肤内,就需要到医院进行手术取出,切忌用手强行将其拔出,以免出现严重的皮损。去除蜱虫后,使用碘酒消毒患处。

4.如何预防发热伴？

(1)农村家庭要清理住家附近的环境卫生,清理杂草、清除垃圾、打扫禽畜圈舍,避免蜱虫滋生;家畜、家禽等要采用圈养,减少野外放牧。若发现家中宠物、牲畜有蜱虫寄生时可以用杀蜱的药剂进行处理。

(2)做好个人防护,尽量避免在蜱虫主要栖息地,如草地、树林等环境中长时间坐卧。如需进入此类地区,需穿长袖衣服,扎紧裤腿,不要穿凉鞋。裸露的皮肤涂抹驱避剂,衣服和帐篷等露营装备用杀虫剂浸泡或喷洒。户外游玩、劳作后尽快洗澡更换个人衣物,检查有无叮咬。

(3)对于已经被虫叮咬形成的伤口,要用碘酒或酒精做局部消毒处理,并在随后的2周密切注意身体状况,如出现高热、乏力等身体不适,要及时去正规医疗机构就诊,通过血常规检测及动态复查可以及早提示是否感染该病。

(4)该病也可以通过接触患者的血液及分泌物感染。参与护理患者的家属要戴一次性医用外科口罩、戴手套,避免直接接触患者血液等体液;如果不慎接触应及时清洗消毒;清洗消毒前绝对不要用手摸嘴唇、揉眼睛等。与该病患者有密切接触的人在随后的1～2周也要密切关注自身健康状况,如有异常应及时就医。

（于青 边鹏飞）

潜伏的"杀手"——巨细胞病毒感染

1.什么是巨细胞病毒？

巨细胞病毒属于疱疹病毒科的疱疹病毒,在自然界是广泛存在的,具有严格种属特异性,其中对人类致病的是人巨细胞病毒,在人群中普遍易感,人群中大部分人携带此病毒,通常不发病,仅少数人有临床症状。但如果发病,则通常会比较严重,成人感染巨细胞病毒后,可以引起肝炎、肺炎;孕妇感染后会造成胎儿受损,最终导致胎儿宫内死亡;新生儿感染会造成黄疸、血小板减少性紫癜、溶血性贫血、脑损伤等。

巨细胞病毒对外界抵抗力差,不耐酸、不耐热,pH 值小于 5,56 ℃加热 30分钟,紫外线照射 5 分钟,使用乙醚等均可使之灭活。因此,居家使用的一般消毒剂就能将其杀灭。

2.人感染巨细胞病毒后可导致哪些疾病?

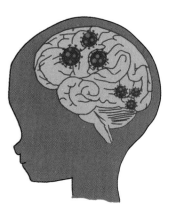

儿童感染后多无症状,正常成人多表现为隐性感染,或呈单核细胞增多症表现。对于免疫抑制患者,根据具体的受累器官又可分为巨细胞病毒性脑炎、巨细胞病毒性视网膜炎、巨细胞病毒性肝炎、巨细胞病毒性肺炎、巨细胞病毒性肠胃炎等,还可出现全身性感染,在艾滋病患者中尤为多见,其严重程度与 $CD4^+T$ 淋巴细胞计数相关。

3.可使人患病的巨细胞病毒来源于哪里?

可使人患病的巨细胞病毒是人巨细胞病毒,传染源是患者及无症状感染者。在原发感染、复发感染和持续性感染期间,患者可从血液、唾液、泪液、尿液、精液、粪便、宫颈阴道分泌物、乳汁等多种体液中,间歇性排出人巨细胞病毒,可持续排毒数周到数年,并具有较强的传染性。

4.人会通过什么途径感染巨细胞病毒?

人可通过母婴垂直传播、水平传播、医源性感染和性传播等途径感染巨细胞病毒,具体传播途径如下:

(1)母婴垂直传播:如果孕妇感染了巨细胞病毒,可以通过胎盘、产道分泌物、血液、唾液及母乳等途径传染给胎儿。其中,经胎盘传播是胎儿宫内感染最常见的途径,占 30%～60%。另外,经血液传播也较常见,病毒通过脐血管进入胎儿血液循环,造成血源性传播。若新生儿经抗体为阳性母亲的乳汁喂养,则感染率可明显增加。

母婴传输

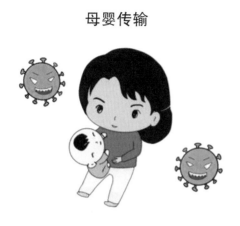

（2）水平传播：人巨细胞病毒在人群中的感染大多为隐性感染，巨细胞病毒感染后可存在于唾液、尿液、宫颈和阴道分泌物、精液、乳汁等中，可持续或间歇性地经上述分泌物排出，如果直接接触这些体液，有可能感染巨细胞病毒，最常见的传播媒介是唾液，即飞沫传播。另外，人与人之间的密切接触，如口对口、手对口接触，也可传播巨细胞病毒。

（3）医源性感染：其包括输血、器官移植、体外循环和手术等方式传播并发生感染。其中，献血为巨细胞病毒感染主要的医源性传播途径。

（4）性传播：该病毒常存在于泌尿生殖道的分泌物、精液或宫颈分泌物中，所以可以通过性接触传播。

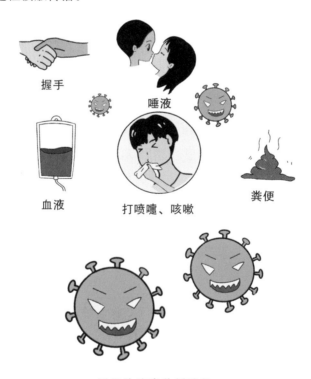

握手　　唾液

血液　　打喷嚏、咳嗽　　粪便

巨细胞病毒传播途径

5.哪些人容易感染巨细胞病毒?

巨细胞病毒在全球范围内广泛流行,多数人在幼年或青年时期获得感染,随着年龄的增长,抗体阳性率也随之增高。巨细胞病毒类型较多,能让人致病的是人巨细胞病毒,人群普遍易感,但在艾滋病、梅毒、移植患者中的发病率较高。男女患病无明显差异,发病率内陆地区高于沿海地区,非白色人种高于白色人种。人巨细胞病毒感染的患病率在南美洲、亚洲和非洲人群中最高,约为80%,在西欧和美国最低,约为50%,在我国,人巨细胞病毒感染的患病率达60%～90%,尚无具体死亡率流行数据。

6.特定人群感染巨细胞病毒后有哪些表现?

不同人群感染巨细胞病毒后症状不同,包括免疫缺陷者感染、儿童及成人原发感染、新生儿感染,具体表现有人群特异性:

(1)免疫缺陷者:巨细胞病毒复杂的免疫逃逸机制使其能在机体内长期存在而不被清除,当机体平衡被破坏后,潜伏感染可转换为激活状态,病毒大量复制并侵袭终末器官。这是器官移植、艾滋病、白血病以及长期使用免疫抑制剂等免疫功能低下者易合并巨细胞病毒感染的重要原因,可出现巨细胞病毒血症、巨细胞病毒视网膜炎、巨细胞病毒结肠炎、巨细胞病毒食管炎、巨细胞病毒脑炎、巨细胞病毒肺炎,最常见的为肺炎,有时可出现呼吸窘迫症状,常为致死病因。

(2)儿童与成人:儿童感染多无症状,正常成人为隐性感染,可长期携带病毒并呈间歇排出,少数患者可出现巨细胞病毒单核细胞增多症,偶尔有持续高热或伴有明显的肝炎症状及全身淋巴结肿大,但临床症状轻,最终可恢复,并发症少。

(3)新生儿:孕期3个月内感染,可通过胎盘引起胎儿先天性巨细胞病毒感染,受感染的胎儿除流产、死产外,活婴中约有5%表现为典型全身巨细胞病毒病,即多系统、多脏器受累。另有5%表现为非典型的临床表现,其余90%均呈亚临床型。在新生儿及婴幼儿时期的患儿可有小头畸形、黄疸、肝脾肿大、皮肤瘀斑、脑积水、脑组织钙化等。

7.是否可以通过接种疫苗来预防巨细胞病毒感染?

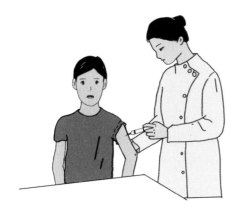

预防巨细胞病毒的减毒活疫苗已经在高危人群中使用,但尚未在普通人群中证明安全有效,而且这种疫苗的致癌性及突变性有待进一步证明,故未广泛使用。此外,人巨细胞病毒作为先天性感染的重要病原,21世纪以来,能适用于全体的安全疫苗一直在研发中,但研发进展缓慢。

8.除接种疫苗外还有哪些方法可以预防巨细胞病毒感染?

除接种疫苗外,还可针对传染病三要素进行预防,如保护易感人群、远离传染源、切断传播途径等方式,具体预防手段如下:

(1)保护易感人群:养成良好的个人卫生习惯,经常用流动水洗手,适当进行锻炼,增强体质,提高机体免疫力。

(2)远离传染源:避免与巨细胞病毒感染者或有感染风险的人密切接触,若必须接触,需做好防护措施,如戴口罩、帽子和手套。

(3)切断传播途径:避免不洁性行为,性生活做好防护措施,防止子宫和生殖道感染;避免不必要的输血及使用巨细胞病毒感染者的组织或器官作为移植供体;巨细胞病毒抗体阳性的孕妇发生宫内感染时,应咨询医生是否需要停止妊娠。

9.人感染巨细胞病毒后是否需要治疗?

人感染巨细胞病毒后,无症状者一般不需要特殊治疗,但出现严重感染症状后需要及时治疗,主要的治疗手段是药物治疗,可使用更昔洛韦、缬更昔洛韦和膦甲酸钠等抗病毒药物治疗,同时还应给予对症支持治疗,并且要多休息,注意合理膳食,适当增加营养,提高自身免疫力。

10.人感染巨细胞病毒后是否可治愈?

人感染巨细胞病毒后一般可治愈,预后取决于患者的年龄和机体免疫状况。先天性感染者死亡率高,存活者可留下后遗症,以中枢神经系统症状为主;后天获得性感染多为自限性,预后好,能治愈且不易复发。如患者存在免疫缺陷,在实验室检查呈阴性后,要根据患者 CD4$^+$ T 淋巴细胞水平进行维持治疗,并定期检测巨细胞病毒水平,一旦复发及时进行治疗。

（高钧明　刘晨帆）

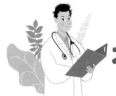

不容忽视的寄生虫病

寄生虫病是寄生虫作为病原引起的疾病,其可在人群、动物群或人和动物之间传播。该病分布广泛,世界各地均可见到,但以贫穷落后、卫生条件差的地区为多见,感染的人群主要是接触疫源较多的劳动人民及免疫力较低的儿童。在我国,已知的可感染人体的寄生虫有230种,人体寄生虫61种,全国寄生虫总感染率曾高达62.6%。经过大力开展防治,全国黑热病、丝虫病、疟疾等已基本消灭或已经消除,土源性线虫病、肠道原虫病等感染率和发病率已明显下降。但近年来,随着国际贸易往来日益频繁和人们饮食、生活习惯等的改变,疟疾、血吸虫病、锥虫病、弓形虫病、肝吸虫病等寄生虫病的发病率明显上升,对它们的防控不容忽视。

弓形虫病

1.什么是弓形虫病?

弓形虫病是由刚地弓形虫引起的一种人兽共患的寄生虫病,弓形虫可以寄生于多种动物和人的有核细胞中。一般情况下无明显临床症状,患者处于隐性感染状态。急性病表现为急性热性的全身症状,机体抵抗力低下时发病严重,甚至可导致死亡。

健康人群可通过接触含有寄生虫的猫粪,吃未煮熟的、被猫粪污染的生肉或未洗净的蔬菜水果等途径感染。

2.怀孕期间感染弓形虫会对胎儿产生什么影响?

如果母体感染发生在妊娠早期,多引起流产、死产或生下发育缺陷儿;妊娠中期感染,多出现死胎、早产和严重的脑、眼疾患;妊娠晚期感染,胎儿发育可以正常,但可有早产,或出生数月(数年)后才逐渐出现症状,如心脏畸形、心脏传导阻滞、耳聋、小头畸形或智力低下。

3.怎样防治弓形虫感染?

(1)注意饮食卫生,肉类要充分煮熟,预防生肉污染熟食。

(2)猫要养在家里,喂熟食或成品猫粮,不要让它们在外捕食。

(3)要注意日常卫生,每天清除猫的粪便,接触动物排泄物后要认真洗手。

(4)孕妇感染后及时治疗可使胎儿感染机会减少。弓形虫感染有多种简便有效的药物治疗,如磺胺类加乙胺嘧啶和螺旋霉素等,治疗应按医嘱进行。

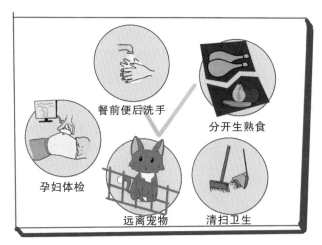

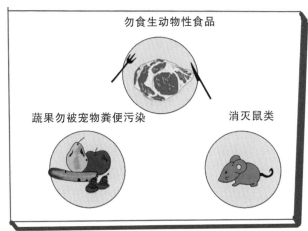

预防弓形虫感染

(王用斌 许艳)

肝吸虫病

1.什么是肝吸虫病?

肝吸虫病是肝吸虫寄生在人和哺乳动物的肝胆管内引起的以肝胆病变为主的食源性寄生虫病,其流行范围广、感染率高,是目前我国和部分东南亚国家重要的公共卫生问题。可引起人类肝吸虫病的虫种包括华支睾吸虫、麝猫后睾吸虫、猫后睾吸虫,其中在我国感染华支睾吸虫的人数最多。肝吸虫已被世界卫生组织国际癌症研究署(IARC)确认为Ⅰ类致癌因子,与胆管癌的发生有关。

人主要是因食入含有囊蚴的鱼生或未煮熟的淡水鱼、虾而感染该病。在该病流行区,居民一般有生食淡水鱼的习俗,如广东珠江三角洲等地居民喜食"鱼生""鱼生粥"或"烫鱼片",东北朝鲜族居民嗜生鱼佐酒。在高流行区,妇女、儿童会因接触被污染的厨房用具而感染肝吸虫。另外,捕抓淡水鱼或加工鱼时手被污染后不洗手就抓食物吃,也会导致人感染该病。

2.肝吸虫病有什么危害?

该病的主要危害是肝脏受损。患者轻度感染时可无症状;重度感染时,急性期可有发热、胃痛、腹胀、食欲减退、肝区痛等症状。慢性病例较为多见,一般以消化系统症状为主,如上腹不适、食欲减退、厌油腻、消化不良、腹痛、腹泻等。儿童患者可伴有明显的生长发育障碍,并引起侏儒症。严重感染者晚期可造成肝硬化、腹水、胆管癌,甚至死亡。

3.生腌海鲜能吃吗?

不能。生腌指的是生食腌制,一般是将螃蟹、虾、贝类等海鲜或河鲜清洗处理后,加入白酒、豉油、葱姜蒜、鱼露、辣椒等调料腌制而成。食用生腌最大的问题在于无法保证食品安全,一不小心就可能病从口入。首先,生食海鲜容易引起寄生虫病,淡水产品的寄生虫以肝吸虫、并殖吸虫为主,海产品中的寄生虫以异尖线虫为主,均能引起不同程度的肝胆病变、胸肺型症状或消化道症状,重度感染甚至能引发死亡。其次,生食海鲜可能会感染副溶血性弧菌、沙门氏菌、创伤弧菌、大肠埃希菌、李斯特菌等致病菌,重者甚至出现菌血症、脓毒症,危及生命。另外,还有感染诸如病毒、甲肝病毒、戊肝病毒等多种病毒的风险。

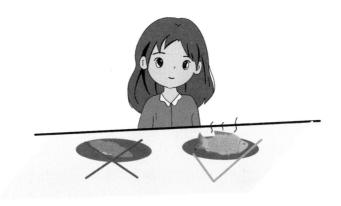

4.白酒、芥末、大蒜能杀死生食中的寄生虫吗?

不能。肝吸虫囊蚴对调味品的抵抗力比较强。实验证明,在厚约 1 毫米鱼肉片中的囊蚴,用 90 ℃的热水浸泡 1 秒就能被杀死,在 70 ℃及 60 ℃的热水中,需 6~15 秒才被杀死;囊蚴在醋中可存活 2 小时,在酱油中可存活 5 小时。高浓度白酒和医用高浓度酒精差别很大,温度不够、时间不足、鱼肉过厚等原因,都能使囊蚴存活下来。

5.生食海鱼比淡水鱼更安全吗?

不是。通常情况下,我国淡水鱼常见的寄生虫是肝吸虫,海鱼则是异尖线虫,二者均可导致人类感染寄生虫病,均因食入生的或未煮熟的鱼、虾所致。人体感染异尖线虫后轻者仅有胃肠不适,往往不易发觉;严重者在进食数小时后即可出现上腹部剧痛,并伴有恶心、呕吐、腹泻等症状。异尖线虫病还有引起肠梗阻、肠穿孔和腹膜炎的报道。因此,不管是食用海鱼还是淡水鱼,如果没有完全烹饪熟,都会存在感染寄生虫病的风险。

6.如何预防肝吸虫病呢?

预防肝吸虫病,最主要的是改变不良饮食习惯,谨防病从口入。首先,尽量避免进食生的或未煮熟的鱼虾;其次,避免进食被囊蚴污染的食物,生、熟菜板要分开使用,勿用盛过生鱼虾的容器盛放熟食,防止交叉感染;最后,禁止饮用生水,捕抓或加工鱼后要立刻洗手再接触其他物品。

(王用斌 许艳)

水中的"隐藏杀手"——血吸虫病

1.什么是血吸虫病?

血吸虫病俗称"大肚子病",是人和哺乳动物感染血吸虫引起的一种慢性寄生虫病,可引起肝脾肿大、肝硬化、腹水,严重者可致肝昏迷、消化道大出血,甚至死亡。其主要流行于非洲、拉丁美洲和亚洲地区,受威胁人口超 2.4 亿。血吸虫病主要分两种类型:一种是主要由曼氏血吸虫和日本血吸虫引起的肠血吸虫病;另一种是由埃及血吸虫引起的尿路血吸虫病。我国主要流行的是日本血吸虫病。

2.人是如何感染血吸虫病的?

患有血吸虫病的人或哺乳动物将带有虫卵的粪便排出体外,虫卵入水后在适宜温度(25～30 ℃)下孵出毛蚴,毛蚴进入钉螺体内发育繁殖出大量尾蚴,尾蚴从螺体内逸出,在水面游荡。当人与疫水接触时,尾蚴在极短时间内从皮肤或黏膜侵入人体,随血液循环在体内移行,最终到达肠系膜静脉及直肠静脉寄居、交配、产卵。

血吸虫病急性感染多发生于夏秋季,以 7～9 月为常见,患者以男性青壮年与儿童居多。一般常因游泳、捕鱼摸蟹、打湖草等活动大面积接触疫水,被毛蚴钻入皮肤进入人体而感染。

3.得了血吸虫病有哪些临床症状?

若发生急性感染,患者数小时内会出现粟粒至黄豆大小的丘疹或荨麻疹,一般三天内消失。临床上患者主要出现发热、乏力、食欲缺乏、过敏反应等表现,也可见恶心、呕吐、腹痛、腹胀、肝脾大等。若反复感染会发生慢性血吸虫病,患者多表现为长期的腹痛、腹泻和黏液脓血便,幼年患者可导致身材矮小、消瘦。血吸虫病晚期常见贫血、巨脾、肝硬化、腹水、消瘦以及昏迷等症状。

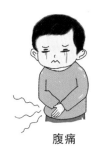
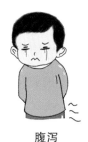
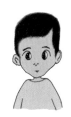

腹痛　　　　　　　　腹泻　　　　　　　　消瘦

4.得了血吸虫病怎么办?

如果接触疫水后,出现以上类似的症状,不要擅自用药,一定要到正规医院进行诊治,以免延误病情。目前,吡喹酮是治疗血吸虫病的首选药物,但由于患者病程及临床表现不同,所以药物的用量及周期都有所不同,应在医生指导下合理用药。

5.如何预防血吸虫病?

在流行区域不要轻易下水,若下水一定做好个人防护,穿戴防护服、长筒胶靴、胶裤、胶手套等防护用具,暴露皮肤涂擦防蚴霜、防蚴灵等药剂,以降低感染概率。接触疫水后要及时到当地医院或血吸虫病防治机构进行检查和早期治疗。

（许艳　王用斌）

高原上的"虫癌"——棘球蚴病

1.什么是棘球蚴病?

棘球蚴病是由棘球绦虫的幼虫寄生而引起的一种人畜共患传染病,是全球性的公共卫生问题。本病几乎遍布全世界,在我国常见于甘肃、宁夏、青海、新疆、陕西、内蒙古及四川西部等畜牧地区。

棘球蚴病主要发生在高海拔地区,犬类是其终末宿主。在我国流行两种棘球蚴病:一种是囊型棘球蚴病(由棘球蚴引起),一种是泡型棘球蚴病(由泡球蚴引起)。其中泡型棘球蚴病同肿瘤类似,可以侵袭体内多个脏器,恶性程度高,预后差。患病后如果不治疗,10 年病死率可达 94％,因此被称为高原上的"虫癌"。

2.棘球蚴病对人体有哪些危害?

全人群都是该病的易感人群。因棘球蚴生长缓慢,潜伏期可长达 1～30 年。早期患者没有明显症状和体征,随着时间推移,包虫囊肿逐渐增大,开始挤压周围组织器官而出现症状。棘球蚴可以寄生在人体任何部位,最多见于肝脏,可有肝区疼痛的表现;肺脏次之,可出现呼吸急促、胸痛等呼吸道刺激症状;若在颅脑则引起头痛、呕吐甚至癫痫等;另外,骨棘球蚴易造成骨折或骨碎裂。除上述症状外,患者还会出现中毒、胃肠功能紊乱、腹膜炎、过敏性休克等症状,严重者会有生命危险。

3.人是如何感染棘球蚴病的?

人主要是通过食入包虫虫卵而感染该病的。一般人与犬密切接触,手指上沾有犬皮毛上的虫卵,再经口造成直接感染。若犬粪中虫卵污染蔬菜或水源,尤其人畜共饮同一水源,也可造成间接感染。在干旱多风地区,虫卵会随风飘扬,也有经呼吸道感染人的可能。

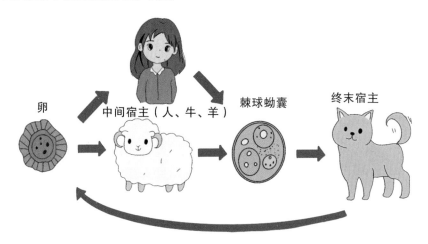

4.怀疑自己得了棘球蚴病该怎么办?

患者应及时到医疗机构就诊,主动告知医生自己是否有西部牧区旅居史,以及是否有与犬、羊等动物和皮毛的接触史,并配合医疗机构开展检查。通过手术取出棘球蚴,或从痰、胸膜积液、腹水或尿等检查中获取棘球蚴碎片或原头蚴才能确诊。一旦确诊,首选的治疗方法是外科手术,将虫囊取尽并避免囊液外溢。对早期的小棘球蚴,可使用药物治疗,目前以丙硫咪唑疗效最佳,亦可使用吡喹酮、甲苯咪唑等药物。

5.如何预防棘球蚴病?

预防该病的关键是养成良好的卫生习惯,抚摸动物后要洗手,不喝生水、不吃生肉,同时加强锻炼,增强体质,提高人体抵抗力。

（许艳　王用斌）

肠道"吸血鬼"——钩虫病

1.什么是钩虫病?

钩虫病是由十二指肠钩虫和(或)美洲钩虫寄生人体小肠所致的肠道寄生虫病,俗称"黄胖病""懒黄病""桑叶黄"。钩虫病呈全球性分布,多发生于热带、亚热带等发展中国家的贫困地区,是我国五大寄生虫病之一。目前,全世界钩虫感染人数为 4 亿~5 亿,我国钩虫感染率为 2.62%。人群、牲畜普遍易感该病,对人类危害非常大。

钩虫主要通过侵入皮肤感染人体。在农村未经无害化处理的新鲜粪便可以污染土壤和农作物,引起钩虫病传播。钩虫还可以通过进食含钩蚴的蔬菜、瓜果侵入口腔黏膜而感染人体。接触被钩蚴污染的地面是儿童感染的主要途径。

钩虫病患者临床常见表现为贫血、营养不良、胃肠功能失调、劳动力下降、异食症、皮疹、哮喘等,严重者能致身体和智力发育迟缓。

2.钩虫感染会在什么季节高发?

钩虫卵及钩蚴在外界的发育需要适宜的温度、湿度及土壤条件,因而各地的高发感染季节也有所不同。例如,广东省气候温暖、雨量充足,几乎全年均有感染机会;四川省则以 4~9 月为高发感染季节;而山东省 8 月为感染高峰,9 月即下降。

一般在雨后初晴,或久晴初雨之后种植红薯、玉米、桑、烟、棉、甘蔗和咖啡等旱地作物时,如果施用未经处理的人粪做底肥,种植时手、足又有较多的机会直接接触土壤中的钩蚴,则极易受到感染。

3.为什么说钩虫病是肠道"吸血鬼"?

钩虫口囊咬附在小肠黏膜上,以摄取黏膜上皮细胞和血液为食,并且不断移行更换吸食部位。吸食过程中释放抗凝血物质,从而引起咬伤部位不断渗血。小肠黏膜出现散在或大片出血,严重者甚至出现消化道大出血,从而导致患者不同程度的贫血。因此,钩虫病是地地道道的肠道"吸血鬼"。

4.如何预防钩虫病?

首先需要做好个人防护,夏秋季是钩虫易感季节,不要光脚行走、玩耍和下地作业,避免皮肤直接接触泥土,以减少感染机会。其次,要注意饮食卫生习惯,将生食、熟食分开存放,不吃未经清洗的蔬菜水果。

5.得了钩虫病怎么办?

患者应遵医嘱服用甲苯达唑片、阿苯达唑片等进行驱虫治疗,一般在晚饭后口服。另外,焙干、阴干的南瓜子也具有驱钩虫效果。钩蚴性皮炎患者可局部涂抹盐酸左旋咪唑搽剂、硫磺软膏等药物帮助止痒、消炎。贫血患者则需要遵医嘱补充铁剂,改善贫血,必要时可进行输血治疗。

患者应注意补充铁剂、腺苷 B_{12}、叶酸,摄入高蛋白、富含维生素的食物,如鱼肉、猪瘦肉、橘子、猕猴桃、樱桃、桑葚等,还应忌食生冷辛辣食物和不容易让铁吸收的食物,如含鞣酸高的茶叶、柿子、李子等。

(卜灿灿　郭悦)

疟疾

1.什么是疟疾?

疟疾俗称"打摆子",是经按蚊叮咬或输入带疟原虫者的血液而感染疟原虫所引起的传染病,以反复发作的间歇性寒战、高热、大汗后缓解为典型特点。

引发疟疾的罪魁祸首是疟原虫,它是一类单细胞、寄生性原生动物。疟原虫种类繁多,寄生于人体的疟原虫共有五种,即间日疟原虫、三日疟原虫、恶性疟原虫、卵形疟原虫和诺氏疟原虫。寄生于人体的疟原虫需要有蚊虫和人两个宿主才能完成它们的生命周期。

2.疟疾是怎样传染的?

疟疾患者和无症状带虫者是传染源,其血液中有配子体,蚊子吸血时,配子体被吸入体内,在蚊子体内发育成具有感染性的子孢子,通过蚊子再叮咬人而感染他人。并不是所有的蚊子都传播疟疾,只有按蚊是罪魁祸首,值得庆幸的是这种蚊子生存地域空间比较小,它们多生活在热带地区。

3.当今疟疾的流行情况如何?

以往我国疟疾主要流行于云南、海南、贵州等南部地区,经过多年"消除疟疾"的行动,我国已无本土疟疾发生。2021 年 6 月 30 日,世卫组织宣布我国获得无疟疾认证。但疟疾在全球范围内的流行仍很严重,非洲大陆是最严重的流行区,约占 86％,其次是亚洲东南部,约占 9％。近年由于外出务工、经商、旅游等人口流动频繁,输入型疟疾病例呈上升趋势,也就是说国内的疟疾都发生在从这些地区归国的人士中。

4.患上疟疾会有什么表现?

疟疾典型的表现为周期性规律发作的发冷、发热,大汗后缓解,长期多次发作后可引起贫血和脾大。不同的疟原虫分别引起间日疟、三日疟、恶性疟及卵形疟。顾名思义,间日疟发作为隔日一次,三日疟发作为三天一次。恶性疟和卵形疟发作无明显规律。脑型疟患者多在发病数日内出现神志不清、抽搐、昏迷。部分疟疾患者仅表现头疼、腹泻等类似感冒症状,易被误诊。

发冷寒战　　　发热　　　大汗淋漓

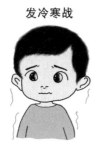 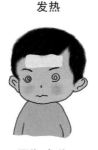 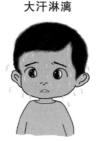

周期发作

5.得了疟疾该怎么治疗？

疟疾的治疗要做到早发现、早报告、早诊断、早治疗。除基础的补液对症治疗外,抗疟治疗是关键。抗疟药物种类、品种、剂型繁多,有静脉注射剂型、有肌内注射剂型和口服剂型,供不同种类疟疾患者和不同临床类型疟疾患者进行选择,其中我国研发的青蒿素类药物对全球防治疟疾做出了巨大贡献。抗疟治疗不仅要应用控制发作的药物,有些类型疟疾如间日疟和卵形疟还需要应用防复发的药物。因此,一旦感染疟疾,应按照医嘱全程、足量用药,避免出现复发、传播和耐药,疟疾经过科学的治疗是可以完全治愈的。

6.为什么说青蒿素是一项伟大发现？

长期以来,人们主要使用氯喹和喹啉治疗和控制疟疾。在 20 世纪 60 年代后期,出现了具有抗药性的疟疾,使疟疾的致死率迅速上升,成为严重危害人类健康的全球性疾病。美军在越南战场因疟疾造成的伤亡人数是直接战斗实际伤亡人数的 4～5 倍。美国的科研人员筛选了超过 214000 种化合物,但最终没有突破性发现新型抗疟药物。不过,诺贝尔奖获得者屠呦呦和她的团队经过多年执着的探索,最终发现了青蒿素的抗疟作用。迄今为止,以青蒿素为基础制成的复方药已经挽救了全球数百万疟疾患者的生命。世界卫生组织数据显示,从 2000 年到 2015 年,据不完全统计,青蒿素在全球共治疗了 2 亿多人,这使全世界因疟疾死亡的人数减少了近一半。因此,我国科学家研发的青蒿素被称为影响世界的伟大发现。

7.在国外疟疾高发区怎样预防和治疗疟疾？

目前尚无疫苗或预防用药,治疗用的药品也不宜作为预防药物长期服用。因此,行之有效的预防措施是避免蚊虫叮咬,减少感染风险:

(1)环境灭蚊:在至少 200 米范围内清除积水、杂草,在室内外使用杀虫剂杀灭蚊虫,降低蚊子密度。

(2)防蚊叮咬:使用纱门、纱窗,在室内外有蚊虫的环境中戴好手套,穿长衣、长裤并系好袖口,在裸露的皮肤上涂抹蚊虫驱避剂,睡觉时使用蚊帐等。

(3)及时就医:如出现发热、寒战等症状及时就诊;如确诊是疟疾,应根据不同的疟疾类型使用不同的药物治疗。

8.从国外疟疾高发区返回后应注意些什么?

从国外疟疾高发区返回后,应关注自己的健康状况,如有发冷、发热、出汗等症状,就应想到有可能是疟疾发作,不要简单地按感冒自行处理,应及时到传染病医院就诊,向医生说明自己曾在国外疟疾流行区工作生活过,或曾有疟疾感染史。医生会及时对患者进行血涂片制作,检查疟原虫,做到尽早诊断、早治疗,避免发生重症,危及生命。

（张景遥　崔日红）

来自海洋的寄生虫——异尖线虫

1.海水鱼有寄生虫吗?

海水鱼中也有寄生虫。很多人都认为,只要制作鱼生的原材料是海水鱼,同时切食物的刀具卫生干净,就可以保证食用安全。其实不然,有一来自海洋的寄生虫——异尖线虫,能在海水中存活,并能随着未经煮熟的生鱼片进入人体胃肠道,在肚子里翻江倒海,"开膛破肚",而且这种寄生虫病极易被误诊,人体一旦感染,严重者可导致呼吸障碍和休克。

1960 年,荷兰首次报道人感染异尖线虫的病例,随后大量病例被发现。病例见于全球近 30 个国家,超过 3.1 万例,其中日本最多,之后依次为韩国、荷兰、法国、德国等。我国目前鲜有异尖线虫感染病例报告,可能与较少生食海鱼和漏诊、误诊有关。

2.异尖线虫病对人体有危害吗?

近年来,随着吃海鲜、生鱼片等饮食时尚的兴起,以及渔业、旅游业的发展,异尖线虫病正在成为威胁公众健康的世界性疾病。人由于食用生的或未煮熟的含有异尖线虫Ⅲ期幼虫的海鱼或海产软体动物而感染,对人类健康的影响主要有两方面——破坏消化道和导致过敏。由于异尖线虫可在消化道内移行,甚至钻入消化道内壁黏膜,造成消化道严重损坏,患者可表现为恶心、腹痛、呕吐等症状;虫体及其分泌物会引发人体的过敏反应,患者主要表现为水肿、风疹、呼吸障碍,甚至发生休克。

3.哪些海产品中有异尖线虫?

近 50 种海洋哺乳动物、300 多种海鱼及软体动物、20 余种甲壳动物都是异尖线虫的潜在宿主。异尖线虫幼虫多寄生于鱼的肝、肠、肌肉等部位,在牙鲆、黑头鱼、鲅鱼、鲱鱼、鳕鱼、鲑鱼、鲐鱼、带鱼、鳗鱼、黄花鱼、沙丁鱼、秋刀鱼和乌贼中广泛存在,其中牙鲆、黑头鱼、鲅鱼、鲱鱼、鳕鱼感染率最高。在我国四大海域,有数十种鱼体内寄生有异尖线虫,其中带鱼、海鳗、鲐鱼、小黄鱼等感染率极高。值得注意的是,现在淡水鱼中也有异尖线虫检出的报道,这对人类生活又将造成新的威胁。

4.传统的烧酒、酱油、酸醋可以杀灭异尖线虫吗?

答案是不能。杀死异尖线虫最有效的方法是高温,在 60 ℃的高温下,异尖线虫幼虫只能存活几秒钟。相比之下,异尖线虫幼虫对低温的耐受力要强很多,要杀死异尖线虫至少要在−20 ℃的低温中冷冻 24 小时以上。而酱油、醋、烧酒以及芥末等调料对该虫根本起不到杀灭作用。

5.是否有特效药物可以治疗异尖线虫病?

目前,尚无治疗异尖线虫病的特效药物。患者一旦感染,应及早就医检查,发现虫体后立即钳出。对肠异尖线虫病采用保守疗法,在抗感染与抗过敏处理的同时密切观察病情,一旦发现有肠穿孔、腹膜炎或肠梗阻等并发症,应立即手术治疗。

6.如何预防异尖线虫病?

预防异尖线虫病的最好办法是不生食水产品,并选择正规的商家购买海鲜产品,食用时进行彻底的烹饪,确保食品熟透。通常情况下,55 ℃加热 10～60 秒或 60 ℃加热数秒即可将其杀死;也可以选择冷冻法杀死异尖线虫。欧盟规定生食海产品前,海产品必须在−20 ℃冻藏至少 24 小时;美国食品药品监督管理局要求,海产品如若不经 60 ℃以上的热处理,则必须在−35 ℃冻藏 15 小时或在−23 ℃存放至少 168 小时(7 天)后方可食用。所以,为了安全起见,请慎重生吃海产,特别是产自欧美的三文鱼,其感染异尖线虫的比例近年来越来越高。

(卜灿灿 郭悦)

舌尖上的陷阱——广州管圆线虫病

1.什么是广州管圆线虫病?

广州管圆线虫病又称"嗜酸性粒细胞增多性脑膜炎"或"脑膜脑炎",是由广州管圆线虫引起的一种人兽共患寄生虫病。广州管圆线虫最早是由我国学者陈心陶于 1933 年在广州家鼠的肺动脉中发现的。其终末宿主主要是啮齿类动物,如褐家鼠、黑家鼠;中间宿主主要为陆生螺类和蛞蝓等软体动物,如福寿螺、褐云玛瑙螺,它们通过摄取鼠类的粪便而被感染。人主要是食用含有广州管圆线虫第Ⅲ期幼虫的中间宿主或转续宿主而被感染。中国大陆地区 75％的病例是由于食用了感染的螺类所致,一只福寿螺最多可携带 6000 条寄生虫。福寿螺目前已成为中国大陆地区广州管圆线虫最重要的中间宿主,也是引起广州管圆线虫病暴发流行的重要生物因素之一。北京、温州、福州、大理等地广州管圆线虫病的暴发流行均为食用福寿螺所引起。

2.人感染广州管圆线虫病后会有什么症状?

临床症状最主要的表现为急性剧烈头痛。首发症状为发热、打喷嚏等类似感冒症状,接着为恶心、呕吐、发热及颈部僵硬。个别患者出现皮肤斑丘疹或荨麻疹,持续数天后消失;少数患者可出现面瘫及感觉异常,如麻木、烧灼感等;严重病例可有瘫痪、嗜睡、昏迷,甚至死亡。

因此,患者出现上述症状后,应及时就医,并告诉医生食用过的食物。

3.广州管圆线虫病会出现人传人现象吗?

广州管圆线虫感染人体后,幼虫移行至脑部(极少数情况下移行至肺部、眼部等),很少在人体肺部发育为成虫。处于脑部中枢神经系统的幼虫不能离开人体也不能产卵,所以不会出现人传人现象。

4.福寿螺与田螺是同一物种吗? 如何区分呢?

两种螺不是同一物种,田螺是中国本地螺,福寿螺原产于南美洲,20 世纪80 年代初被引进中国。两种螺外形有明显区别:第一看颜色,田螺偏青褐色,福寿螺颜色偏黄;第二看螺壳,田螺螺壳较厚,坚硬不透明、个头较小,福寿螺螺壳大而薄,半透明易碎;第三看螺层,田螺螺层多,福寿螺螺层少;第四看螺尖,田螺螺体螺旋较大,螺尾比较尖,福寿螺螺尾较扁平;第五看螺卵,田螺卵是灰色的,福寿螺卵是粉红色的。

另外,两种螺口感也不一样,田螺烧久了口感软糯,福寿螺十分耐烧,即使烧很久口感都是脆的。

(卜灿灿　王用斌)

阿米巴病

1.什么是阿米巴病?

阿米巴病是一种寄生虫性疾病,是溶组织内阿米巴引起的传染性疾病。其中,以阿米巴肠病和阿米巴肝脓肿这两种疾病最常见。多数情况下,阿米巴原虫寄居于大肠腔内,呈无症状定植状态;如侵入肠壁,可引起腹泻、痢疾甚至结肠炎,导致阿米巴肠病。如病原体由肠道经血液侵入肝脏、肺及脑等肠外组织,则产生相应脏器的阿米巴病,最常见的为阿米巴肝脓肿。

阿米巴肝脓肿的发病常与阿米巴肠病有密切关系,多见于中年男性,纵酒、饮食不当、营养障碍、肝区外伤及其他感染降低了人体抵抗力时均可诱发阿米巴肝脓肿。

2.阿米巴肠病的常见症状是什么?

阿米巴肠病的主要病变部位为近端结肠和盲肠。普通型患者主要表现为腹泻、腹痛,每天排暗红色果酱样粪便 3～10 次,每次粪便量较多,腥臭味较浓。患者常没有发热或仅有低热,没有里急后重感(通俗地说就是一直有腹泻的感觉),但腹痛、腹胀、右下腹压痛常较明显。

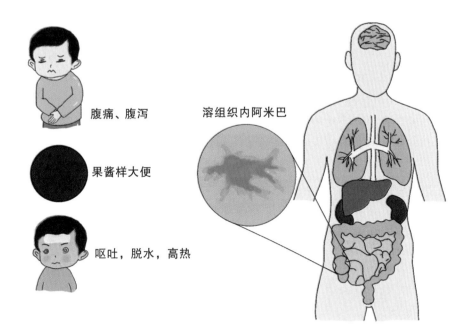

腹痛、腹泻

果酱样大便

溶组织内阿米巴

呕吐，脱水，高热

3.怎样区分阿米巴肠病和细菌性痢疾？

两者都是传染病,均可引起腹泻。急性阿米巴肠病病原体为溶组织阿米巴滋养体,临床多无发热,腹痛较轻,没有里急后重感,大便每天数次,便量多,为暗红色果酱样便,多为右下腹压痛。细菌性痢疾病原体为志贺菌,临床多有发热的症状,且腹痛明显,伴有里急后重,腹泻每天十余次或数十次,便量少,为黏液脓血便,多为左下腹压痛。

4.阿米巴肝脓肿会引起肝硬化吗？

阿米巴肝脓肿是一种寄生虫性的疾病,可发生在溶组织阿米巴感染数月或数年后。阿米巴原虫通常经门静脉到达肝脏,或通过肠壁直接侵入肝脏或经淋巴系统侵入,造成局部组织的液化性坏死而形成脓肿,脓肿以外的肝脏是正常的,所以阿米巴肝脓肿一般不会引起肝硬化。

5.得了阿米巴肝脓肿,该怎么治疗？

多主张以内科治疗为主:

(1)抗阿米巴治疗:多首选甲硝唑,少数单用甲硝唑疗效不佳者可辅以氯喹治疗。

(2)肝穿刺引流:早期选用有效药物治疗,不少肝脓肿已无穿刺的必要,对于肝脓肿直径 3 厘米以上、靠近体表者,或恰当药物治疗 5～7 日、临床情况无明显改善者,应于抗阿米巴治疗 2～4 天后进行肝穿刺引流。超声引导下穿刺并向脓肿内注射抗阿米巴药物比单独内科或外科治疗更有效。

(3)抗生素治疗及支持治疗。

(4)肝脓肿破裂引起化脓性腹膜炎、内科治疗疗效欠佳者可外科手术引流。

(杨传龙　张志一)

最常见的肠道寄生虫病——蛔虫病

1.什么是蛔虫病?

蛔虫病是由蛔虫的幼虫在人体内移行和(或)成虫寄生于人体小肠所致的疾病,是最常见的肠道寄生虫病,呈世界性分布。据统计,我国 14 岁以下儿童近 3 亿,感染蛔虫者约 1.9 亿。这是因为孩子喜欢在地上玩儿,蛔虫卵沾在手上,特别是指甲缝中,很容易带进口中;另外,生吃瓜果不洗烫,饭前便后不洗手,喝不洁饮用水,都是感染蛔虫的重要原因。此外,粪便污染水源和苍蝇携带蛔虫卵也是常见的感染途径。

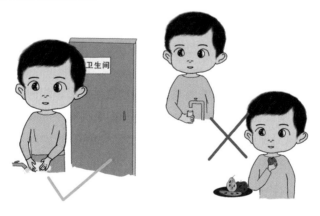

2.感染蛔虫病的患者会有哪些表现?

(1)腹痛:这是突出的症状,平时反复发作,一般疼痛部位为脐周围,也会有食欲缺乏或异食癖、恶心、呕吐、轻度腹泻或便秘的情况,粪便中可查到蛔虫卵。

(2)营养状况差:患者主要表现为消瘦、贫血、体重减轻,生长发育迟缓,智力发育较差等。

(3)多发性皮损:蛔虫的分泌物、排泄物或死亡虫体的分解物对儿童均有毒性作用,可引起局部或全身的超敏反应,表现为荨麻疹、皮肤瘙痒,颜面浮肿,急性结膜炎、鼻黏膜刺激症状等。

(4)呼吸系统及中枢系统表现:患者可出现发热、咳嗽、哮喘、夜间磨牙、脑膜炎、癫痫等。

3.如何预防蛔虫感染?

预防蛔虫感染应采取综合措施,包括控制传染源、切断传播途径、保护易感人群,具体包括以下几点:

(1)驱除人体肠道内蛔虫是控制传染源的重要措施。对易感者定期查治,如儿童和农村居民等,在感染高峰后 2~3 个月,可集体服用驱虫药物,驱出的虫和粪便应及时处理,避免其污染环境。

(2)蛔虫病主要是通过粪—口传播。饭前便后洗手,食入蔬菜水果前应彻底清洗,去皮或煮熟,不饮生水。另外,防止粪便污染环境是切断蛔虫传播途径的重要措施,可对粪便进行无害化处理。

(3)加强宣传教育,普及卫生知识。蛔虫病的重复感染率极高,需重视蛔虫感染者的随访工作。

4.感染蛔虫后要怎样治疗?

患者可在医生指导下口服甲苯咪唑,每次 200 毫克,每天 2 次,服用 1~2 天;也可口服阿苯达唑 400 毫克,一次顿服虫卵转阴率即可达到 90%。严重者需要服用两个或多个疗程。

(仇方　张志一)

造成屁股奇痒的蛲虫病

1.什么是蛲虫病?

蛲虫病是由蠕形住肠线虫寄生于人体结肠及回盲部所致的肠道寄生虫疾病,以儿童常见。蛲虫病患儿主要症状为肛门周围和会阴部奇痒,以夜间尤甚。

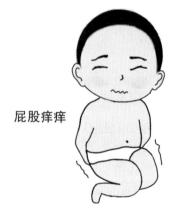

屁股痒痒

患儿常有夜惊、睡眠不安、磨牙等表现,有时可有食欲缺乏、腹痛等消化道症状。如果侵入尿道,患儿可出现尿急、尿频、尿痛、遗尿等。由于瘙痒患儿可能会出现搔抓,从而导致局部破溃和疼痛。

此外,蛲虫病可导致蛲虫性阑尾炎、尿路感染、生殖器官炎症等并发症。患儿出现急性阑尾炎、急性腹膜炎应及时就医,以免产生不良后果。

2.孩子得了蛲虫病应怎样治疗?

一般针对病原体进行驱虫治疗,常用的驱虫药有阿苯达唑、甲苯达唑、复方甲苯达唑、噻嘧啶、复方噻嘧啶、三苯双脒等。

单纯的无并发症患儿,进行驱虫治疗后预后良好。若患儿出现急性阑尾炎、急性腹膜炎应及时到正规医院接受治疗,以免产生不良后果。

3.怎样预防蛲虫病?

(1)养成良好的卫生习惯,饭前便后洗手,勤剪指甲,不吸吮手指等。

(2)睡前及清晨应清洗肛门,以减少及防止再感染的机会。

(3)保持室内环境卫生,经常晒洗玩具等物品,以减少和防止虫卵污染室内环境的机会。

（曹俊　张志一）

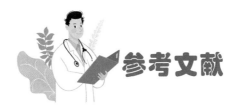

参考文献

1.[美]丹尼斯·L.卡斯珀,安东尼·S.福西·哈里森.感染病学[M].3 版.胡必杰,潘珏,等译.上海:上海科学技术出版社,2019.

2.李兰娟,任红.传染病学[M].9 版.北京:人民卫生出版社,2019.

3.林果为,王吉耀,葛均波,等.实用内科学[M].15 版.北京:人民卫生出版社,2017.

4.白财福,杨亚明.人体钩虫病流行现况与治疗进展[J].中国病原生物学杂志,2020,15(7):865-869.

5.高玺玉,汤巧雨,刘凤凤,等.2004—2020 年中国伤寒/副伤寒流行病学特征分析[J].中华流行病学杂志,2023,44(5):743-750.

6.国家卫生和计划生育委员会,国家中医药管理局.流行性感冒诊疗方案(2018 年版)[J].中华临床感染病杂志,2018,11(1):1-5.

7.国家卫生健康委办公厅.猴痘防控技术指南(2022 年版)[J].中国病毒病杂志,2022,12(4):245-256.

8.贾爱凤,于绪金.产妇弓形虫病感染及预防研究进展[J].首都食品与医药,2022,29(23):3.

9.蒋荣猛,谢正德,姜毅,等.儿童新型冠状病毒感染诊断、治疗和预防专家共识(第三版)[J].中华实用儿科临床杂志,2021,36(10):721-732.

10.李婕,文雨松.我国旅游开发对血吸虫病防治的影响[J].中国寄生虫学与寄生虫病杂志,2023,41(3):355-360.

11.任婧寰,王锐.2017—2021 年我国其他感染性腹泻突发公共卫生事件流行特征分析[J].热带病与寄生虫学,2023,21(1):1-6.

12.首都医科大学附属北京胸科医院/北京市结核病胸部肿瘤研究所.耐药肺结核全口服化学治疗方案中国专家共识(2021 年版)[J].中国防痨杂志,2021,13(9):859-866.

13.伍玉琪,谭彩霞,吴安华,等.《2020-NTCACDC 建议:潜伏性结核感染治疗指南》摘译[J].中国感染控制杂志,2020,19(10):935-937.

14.肖微,周俊,简晖.论形气神生命观与春季养生[J].中华中医药杂志,2021,36(7):4330-4332.

15.徐俊杰,黄晓婕,刘昕超,等.中国 HIV 暴露前预防用药专家共识[J].中国艾滋病性病,2020,26(11):1265-1271.

16.尤元海.猩红热流行及其影响因素研究进展[J].中华实用儿科临床杂志,2022(21):1626-1629.

17.《中华传染病杂志》编辑委员会.布鲁菌病诊疗专家共识[J].中华传染病杂志,2017,12(35):705-711.

18.中华人民共和国国家卫生和计划生育委员会.人感染 H7N9 禽流感诊疗方案(2017 年第一版)[J].中华临床感染病杂志,2017,10(1):1-4.

19.中华人民共和国国家卫生健康委员会办公厅,中华人民共和国国家中医药管理局综合司.新型冠状病毒感染诊疗方案(试行第十版)[J].中国医药,2023,18(2):161-166.

20.中华医学会感染病学分会,中华医学会肝病学分会.丙型肝炎防治指南(2022 年版)[J].中华传染病杂志,2023,41(1):29-46.

21.中华医学会感染病学分会,中华医学会肝病学分会.慢性乙型肝炎防治指南(2022 年版)[J].中华肝脏病杂志,2022,30(12):1309-1331.

22.中华医学会感染病学分会艾滋病丙型肝炎学组,中国疾病预防控制中心.中国艾滋病诊疗指南(2021 年版)[J].中国艾滋病性病,2021,27(11):1182-1201.

23.中华医学会结核病分会.非结核分枝杆菌病诊断与治疗专家共识[J].中华结核和呼吸杂志,2021,35(8):572-580.

24.朱曜宇,伍卫平.国内外包虫病防治和研究进展[J].中国病原生物学杂志,2016,11(3):4.

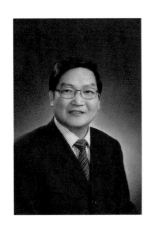

跋 健康科普——开启百姓健康之门的"金钥匙"

从医三十多年,每天面对那么多患者,我在工作之余常常思考,如何让人不生病、少生病,生病后早诊断、早治疗、早康复。这样既能使人少受病痛折磨,又能减少医疗费用,还能节约有限的医疗卫生资源。对广大医者而言,如此重任,责无旁贷。

《黄帝内经》说,上医治未病、中医治欲病、下医治已病。老子曾说:"为之于未有,治之于未乱。"这些都说明了疾病预防的重要性。

做医学科普有重要意义,是一件利国利民、惠及百姓的大事。在大健康时代,医者不仅要掌握精湛的医术,为患者治病,助患者康复,还应该积极投身健康科普事业,宣传和普及医学知识,引导大众重视疾病的预防,及早诊断和规范治疗。因此,近年来我逐步重视科普工作。

记得小时候,每每遇到科学上的困惑,我就去翻"十万个为什么"这套书,从中寻找答案。那么,百姓对身体健康产生疑问,有无探寻答案的去处?在多年的临床工作中,我常常碰到患者对疾病一知半解或存在误解的情况。我心里很清楚,患者就医之前往往会先上网搜索,可是网上的信息鱼龙混杂,不少内容缺乏科学性、权威性,患者被误导的情况时有发生。当患者遇到困惑时,能否从权威的医学科普书籍中找到答案?我曾广泛查阅,了解到有关医学科普方面的书籍虽然种类繁多,但良莠不齐,尤其成规模、成系统的丛书更是鲜见,于是,我萌发了编写本丛书的想法,并为这套书取名"医万个为什么——全民大健康医学科普丛书","医"与"一"同音,一语双关,"全民大健康"是我们共同的心愿和目标。

朝斯夕斯,念兹在兹。我多方征求相关专家意见,反复酝酿,最终达成一致意见,大家都认为很有必要编写一套权威的健康科普丛书,为百姓答疑解惑。一个时代,有一个时代的使命;一代医者,有一代医者的担当。历经一整年的精心策划和编写,"医万个为什么——全民大健康医学科普丛书"终于付梓了。大专家写小科普,这套书是齐鲁名医多年从医经历中答患者之问的精华集锦,是对百姓健康的守护,也是对开启百姓健康之门的无限敬意。

物有甘苦,尝之者识;道有夷险,履之者知。再伟大的科学家也有进行科普宣传的责任。"医万个为什么——全民大健康医学科普丛书"要做的就是为百姓答疑解惑、防病治病,让医学科普流行起来。

丛书编纂毫无疑问是个复杂的系统工程,自 2021 年提出构想后,可谓一呼百应,医学专家应者云集。仅仅不到一年的时间,我们集齐了近千名作者,不舍昼夜努力,撰写完成卷帙浩繁、数百万字的书稿,体现了齐鲁医者的大使命、大担当、大情怀。图书是集权威性、科普性、实用性以及趣味性为一体的医学科普精粹,对百姓健康来说极具实用价值,也是落实党的二十大报告"把保障人民健康放在优先发展的战略位置,完善人民健康促进政策"的医学创举。

在图书编写过程中,我们着力做到了以下两点:

一是邀请名医大家执笔。山东省研究型医院协会自成立起,就在学术交流、人才培养、科技创新、成果转化、服务政府和健康科普教育等方面做出了一定的成绩,尤其在健康科普方面积累了丰富经验,并打造了一支高水平的科普专家团队。本套丛书邀请的都是相关专业的名医作分册主编,高标准把关。由于医学专业术语晦涩难懂,如何做到深入浅出、通俗易懂,既能讲明医学知识又符合传播规律是摆在我们面前的难题。有些大专家学识渊博且有科普热情,不过用语太过专业;年轻医生熟悉互联网传播特点,但专业的深度有时候略显不足。所以我们采用"新老搭配"的方法,在内容和语言风格上下功夫,力求呈现在读者面前的内容"一看就懂,一学就会"。

二是创新传播形式。我们邀请专业人士高标准录制音频,把全书内容分章节以二维码的形式附在纸质图书上,以视听结合的方式呈现,为传统科普注入新鲜活力。二维码与纸质科普图书结合,让读者随时扫码即可聆听,又能最大限度拓展纸质科普书的内容维度,实现更广泛的科普,让"每个人是自己健康第一责任人"的宗旨践行得更实、更深入人心,无远弗届!

有鉴于此,我要以一位老医学工作者、医学科普拥趸者的身份衷心感谢和赞佩以专家学者为首的作者队伍的倾情付出。

还要特别感谢张运院士、宁光院士为本丛书撰文作序,并向为图书出版付出心力的编辑以及无数幕后人的耕耘和努力表示衷心感谢,向你们每一个人致敬!

念念不忘,必有回响。衷心希望"医万个为什么——全民大健康医学科普丛书"能为千家万户送去健康,惠及你我他,为健康中国建设助力。

山东省研究型医院协会会长 胡三元

2023 年 5 月

胡三元,医学博士,二级教授,主任医师。原山东大学齐鲁医院副院长、山东第一医科大学第一附属医院院长。现任山东大学齐鲁医院、山东第一医科大学第一附属医院普通外科学学术带头人,山东大学特聘教授、山东大学和山东第一医科大学博士研究生导师;山东省"泰山学者"特聘教授、卫生部和山东省有突出贡献中青年专家、山东省医学领军人才,享受国务院政府特殊津贴。

对中国腔镜技术在外科领域特别是肝胆胰脾外科中的创新应用与规范推广、"腹腔镜袖状胃切除术＋全程化管理"治疗肥胖症与 2 型糖尿病体系的建立和国产腔镜手术机器人的研发做出了突出贡献。荣获国家科技进步二等奖、中华医学科技奖一等奖、山东省科技进步一等奖等 10 余项科技奖励。

主要社会兼职:中国医师协会外科医师分会副会长;中华医学会外科学分会委员、腹腔镜内镜外科学组副组长;中华医学会肿瘤学分会委员;中国研究型医院学会微创外科学专业委员会主任委员;中国医药教育协会代谢病学专业委员会主任委员;中国医学装备协会智能装备技术分会会长;山东省医学会副会长、外科学分会主任委员;山东省医师协会腔镜外科医师分会主任委员;山东省研究型医院协会会长。